JN302373

医療経営士 実践 テキストシリーズ ③

なるほど、なっとく医療経営 実践ポイント37
経営データの活用と金融機関との上手なつきあい方

東日本税理士法人 長 英一郎 著

「財務会計／資金調達」のポイントを、実務に即してわかりやすく解説！

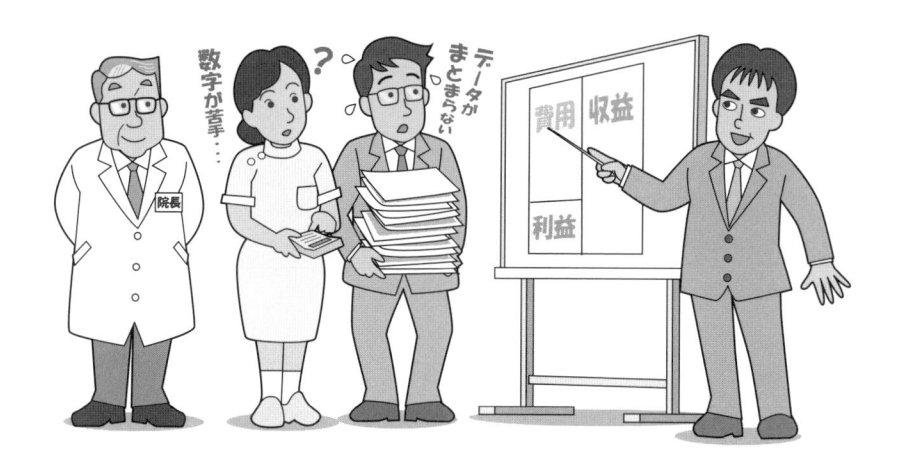

JMP 日本医療企画

「医療経営士実践テキストシリーズ」

「医療経営士」とは

　医療機関をマネジメントする上で必要な医療および経営に関する知識と、経営課題を解決する能力を有し、実践的な経営能力を備えた人材である。こうした能力は、医療機関が問われている「医療の質の向上と経営の効率化」という二律背反するテーマを解決するために必須である。長らく"経営不在"と指摘されてきた医療界において、「医療経営士」はこれからの医療現場を担う重要な人材だといえる（一般社団法人 日本医療経営実践協会HPより http://www.jmmpa.jp/）。

　本シリーズは、医療経営士はもちろん、「医療経営」に携わるすべての方々を対象に、日々の業務に役立つ実践的な内容をまとめたものである。一般の方も活用できる内容となっているが、医療経営について学んでいる方であれば、より有効に使いこなしていただけるであろう。医療経営の現場で活用していただくことで、医療経営の質、ひいては日本の医療全体の質の向上に貢献することを目的としている。

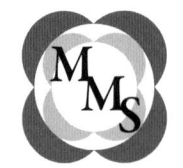

Medical Management Specialist

経営に必要な4資源（人的資源、物的・サービス資源、財務的資源、知的・情報資源）を融合させ、拡大していく専門職が医療経営士です。

はじめに

経営実務にポイントをしぼった学習で、お金、数字、データに強くなる

　2012（平成24）年10月21日に実施された「第4回医療経営士2級認定試験」の合格率は28.1％。第1回から第4回までの平均合格率が18.8％なので、合格率は若干上がっていますが、それでも難関の試験です。医療経営士2級は第1分野（一般分野）と第2分野（専門分野）に分かれており、本試験の対応教材である『医療経営士 中級テキスト』も、【一般講座】全10巻、【専門講座】全9巻の構成となっています。

　第1分野の中で特に専門性・難易度が高いのが、『医療経営士 中級【一般講座】テキスト』8巻、9巻で扱う「財務会計／資金調達」で、その理解が合否を左右するともいわれています。

　「財務会計」については、簿記や会計学など公認会計士や税理士が有する知識を得なければならないわけではありません。あくまで、経営会議に出てくる財務諸表や診療データについて大まかに理解することが重要です。

　「資金調達」についても、金融や経済学などの専門的な知識が必要なわけではなく、病院が金融機関から融資を受ける際の基本知識が求められます。

　本書は、『医療経営士 中級【一般講座】テキスト』の8巻「財務会計／資金調達（1）」、9巻「財務会計／資金調達（2）」を読むきっかけとして、また、経営会議でデータに基づいた提言ができるようになることを目指した実践テキストです。

　私が経営コンサルタントとして定期訪問し、経営会議に参加している病院は概ね10病院。中小規模のケアミックス型病院が中心ですが、高度急性期の病院も含まれます。経営会議では、財務諸表や診療データなどについて意見を述べ、ときには、金融機関から融資を受けるための相談に乗ることもあります。

　本書の「第1章　財務会計編」は、実際に病院の経営会議で使用されている資料を例に挙げながら、これらのデータをいかに分析し、経営改善に役立

てるかをテーマに解説します。「第2章　資金調達編」では、病院が金融機関から円滑な融資を受けるためのポイントを解説します。
　本書の特徴は、下記のように実務で活用することを意識しています。

- ・病院の生の財務データを基に、経営への活用法を解説。
- ・実際の病院経営会議で使われている資料を加工して掲載。
- ・現場で実践的に使える内容かどうかを、「実務活用度」として3段階で明示。
- ・学習効率を高めるために、『医療経営士 中級テキスト』の関連ページを明示。
- ・重要箇所は太字に。
- ・特に重要な専門用語は、巻末資料の「キーワード解説」に掲載。各解説の最後に掲載ページをつけているので、索引としても使用できる。

経営改善提案ができる
医療経営士2級合格者を目指して

　医療経営士3級に合格すると、医療制度や医療関連法令の基本知識を有することができるようになります。しかし、実際の現場で増収提案やコスト削減提案をするためには、3級の知識だけでは少し物足りません。その点、医療経営士2級で求められる知識は、財務会計、資金調達のみならず、経営学一般、診療報酬・介護報酬と幅広く、かつ専門的になっています。2級合格を目指して学習することによって、経営会議などでも積極的な提案をすることができるようになるでしょう。
　『医療経営士 中級テキスト』とともに本書を活用して財務会計、資金調達について学習し、2級に合格した医療経営士の方には、次のようなことが期待できます。

- ・経営会議で、財務数値や診療データに基づいた具体的提案ができる。
- ・融資審査のポイントを理解することで、金融機関と上手な交渉ができる。
- ・財務数値と診療データとの結び付きを、事業計画書に反映することがで

きる。
・申告書を作成する顧問税理士や会計監査を行う公認会計士が使う専門用語を理解できる。
・中医協や介護給付費分科会の資料の真意（ウラ側）を読み取り、施設基準の届出などを早期に行うことができる。

　　　　　　　　　　　　　　　　　　　　　　　　　　　など……

　本書は、医療経営士2級認定試験の対策書としてだけでなく、経営に役立つ実践的手引き書として、理事長、院長、事務長、看護部長をはじめ、経営企画室の方などにもオススメです。金融機関やコンサルティング会社の方が、病院訪問時の話のネタに、本書を活用していただくのもよいでしょう。財務会計や資金調達に対する苦手意識を払拭するためにも、ぜひ、本書をお役立てください。
　なお、「第2章　資金調達編」執筆にあたり、年度末のお忙しい中、東京都民銀行の医療・福祉事業部の皆様、ファイナンシャルアドバイザーの中浜伸二様に、校正のご協力を賜りました。この場を借りて感謝申し上げます。

　　　　　　　　　　　　　　　　　　　　　　2013（平成25）年3月
　　　　　　　　　　　　　　　　　　　　　　富士山の見える車窓より
　　　　　　　　　　　　　　　　　　　　　　　　　長　英一郎

医療経営士実践テキストシリーズ3
なるほど、なっとく医療経営 実践ポイント37
経営データの活用と金融機関との上手なつきあい方

目次

はじめに ……………………………………………………………………… iii

第1章　財務会計編
財務諸表、診療データの戦略的活用法 ………………… 1

財務会計ポイント1　財務諸表
経営会議で"使える"、財務諸表のつくり方 …………………………… 2

財務会計ポイント2　入院診療データ
入院データを、経営戦略にどう使う？ ………………………………… 6
コラム　平均在院日数が短くなっても、効率性係数が下がるのはなぜ？ …… 11

財務会計ポイント3　DPC入院収益
DPC入院収益は、機能評価係数Ⅱを上げることがカギ ……………… 12

財務会計ポイント4　外来診療データ
外来データを、経営戦略にどう使う？ ………………………………… 15
コラム　個別居宅と集合住宅の1時間あたり外来単価の比較 ……………… 19

財務会計ポイント5　移動累計
移動累計を使って、経営の傾向をつかむ ……………………………… 20

財務会計ポイント6　紹介率、逆紹介率
紹介率と逆紹介率を上げることが、健全経営のカギ ………………… 23

財務会計ポイント7　損益計算書
国保旭中央病院の損益計算書を図解する ……………………………… 27

財務会計ポイント8　費用比較、職員数比較
他病院との比較には、比率を使う ……………………………………… 30

財務会計ポイント9　減価償却費
減価償却費と差額ベッド割合 …………………………………………… 33

財務会計ポイント 10　貸借対照表
国保旭中央病院の貸借対照表を図解する ………………………… 36
コラム　隠れ債務とは？ ………………………………………………… 38

財務会計ポイント 11　貸借対照表
貸借対照表を活用するポイントは、前期比較をすること ……… 39
コラム　委託が増えると消費税損税が増える？ ……………………… 42

財務会計ポイント 12　流動固定分類
財務の安全性を高めるためには、どうしたらよいか？ ………… 43
コラム　病床利用率 105％ルール ……………………………………… 46

財務会計ポイント 13　キャッシュフロー計算書
キャッシュフロー計算書のつくり方 ……………………………… 47

財務会計ポイント 14　キャッシュフロー計算書
キャッシュフロー計算書を図解すると、大まかな流れがわかる ……… 51

財務会計ポイント 15　財務会計、管理会計
管理会計を、経営改善にどう使う？ ……………………………… 54

財務会計ポイント 16　診療科目別原価計算、人事考課
診療科目別原価計算を、人事考課に有効活用する ……………… 58

財務会計ポイント 17　会計基準
新しい会計基準が適用されると、どのような影響があるか？ ……… 61
コラム　新会計基準が公立病院に与える影響 ………………………… 67

財務会計ポイント 18　現金主義、発生主義、実現主義
現金主義、発生主義、実現主義の違いと使い分け ……………… 68

財務会計ポイント 19　財務会計、税務会計
財務会計と税務会計の違い ………………………………………… 71

目次

財務会計ポイント20　監事監査
監事監査によって、不正を防ぐ ……………………………………… 74

第2章　資金調達編
融資交渉を有利に進めるための金融基礎知識 ………… 79

資金調達ポイント1　中小企業金融円滑化法（モラトリアム法案）
中小企業金融円滑化法の終了により、
リスケジュールが困難になる？ ……………………………………… 80

資金調達ポイント2　福祉医療機構、銀行
自院の金融機関別融資残高シェアで、取引先銀行を決める ……… 83

資金調達ポイント3　金融機関の安定性
金融機関の安定性を知るためには、貸出金残高をみる …………… 86

資金調達ポイント4　財務格付け
病院の財務格付けで重視される「返済能力」と「安全性」………… 89

資金調達ポイント5　貸借対照表
資産の回収可能性が問われる貸借対照表 …………………………… 95

資金調達ポイント6　赤字
最終損益が赤字でも、一過性の赤字であれば、融資に支障なし …… 98

資金調達ポイント7　定性要因
定性要因をふまえて、事業計画書を作成する ……………………… 101

資金調達ポイント8　融資スタンス
銀行の対応でわかる、自院に対する融資スタンス ………………… 104
　コラム　銀行が積極的に営業したくなる病院とは？ ……………… 107

資金調達ポイント9　アベノミクス
アベノミクスにより、金利はどうなる？ …………………………… 108

> 資金調達ポイント10 資金調達コスト、目標利益率

資金調達コストから、目標利益率や目標医業収益などを算定する … 111

> 資金調達ポイント11 返済期間、据置期間

新築・改築時の運転資金を準備しておかないと、
資金ショートになるかも?! …………………………………………… 114

> 資金調達ポイント12 定期貯金、実質金利

実質金利を把握することが、銀行との交渉の切り札に ………… 116

> 資金調達ポイント13 ハネ資金

借金返済に窮したときの救済策「ハネ資金」……………………… 119

> 資金調達ポイント14 福祉医療機構

福祉医療機構による融資のメリットと注意点 …………………… 122

> 資金調達ポイント15 間接金融、直接金融

資金調達の種類には、間接金融と直接金融の2種類がある ……… 125

> 資金調達ポイント16 外部資金調達、内部資金調達

資金調達方法には、外部資金調達と内部資金調達の2種類がある … 129

> 資金調達ポイント17 シンジケートローン

シンジケートローンを利用すべきか? ……………………………… 132

資 料

1　キーワード解説 …………………………………………………… 136

2　主要金融機関別 貸出金残高一覧 ………………………………… 148

デザイン・レイアウト：株式会社明昌堂
イラスト：萱 登祥

登場キャラクター紹介

医療経営士
「医療経営士の知識を生かして、経営を改善したい！」
病院の医事課に勤める医療経営士（3級）。現在、2級合格を目指して勉強中！

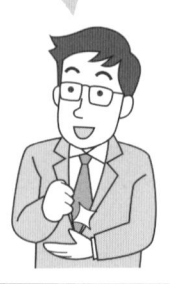

看護師長
「経営会議で、よい提案ができればよいのだけれど……」
看護師歴25年のベテランナース。数字が大の苦手デス。

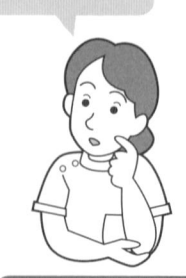

長先生
「数字やデータに対して苦手意識を持つ人が多いけど、使い方のポイントをおさえておけば大丈夫。できるだけ、わかりやすく解説していくよ！」
医療経営コンサルタントとして全国を飛び回る。医療経営士試験対策講座の講師としてもおなじみ！

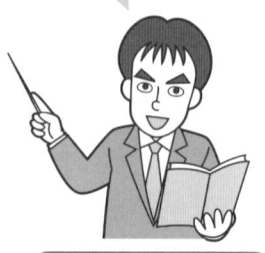

＊本書では便宜上、都市銀行、地方銀行、信用金庫を「銀行」とし、「銀行」に福祉医療機構を含めたものを「金融機関」とする。

第1章

財務会計 編

財務諸表、診療データの戦略的活用法

第1章では、病院の各課に散在する数値をいかに経営会議で活用するか、考えていきましょう。データの目安を知ることで、経営会議での有意義な提案が可能になります。

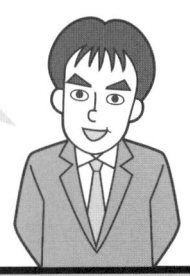

財務会計ポイント **1** 財務諸表

経営会議で"使える"、財務諸表のつくり方

実務活用度 ★★★　　　　医療経営士テキスト中級〔一般講座〕 第8巻P13～33

POINT

大まかな数値を施設ごとに把握することで、異常値をいち早くみつけることができる。

1 経営会議に必要な財務数値とは？

　ある病院の経営会議は、毎月最終金曜日の16時スタート。冒頭、事務長が財務諸表の数値を、医業収益から利益まで順に読み上げます。この説明だけで15分経過。手術後の医師や夜勤明けの看護部長は、ウトウトと眠そう。

　多くの病院でみられる光景ですが、このような会議になるのは、経理部長や医事課長など事務担当者が把握しておくべき財務数値と、理事長や看護部長など経営管理者が把握すべき財務数値にズレがあることが原因です。事務担当者は、医業収益に含まれる査定、返戻の割合や、水道光熱費の前月比、といった財務数値を知っておく必要があります。これに対し経営管理者は、マクロの視点から、儲かっているかどうか、資金繰りに問題が生じていないか、を把握する必要があります。

　図表1は、ある病院の経営会議で使っている財務資料（以下、財務諸表）のフォーマット例です。A4サイズ1枚程度ですが、経営管理者が経営戦略を策定するうえでは、これらのデータがそろっていれば特に支障はありません。

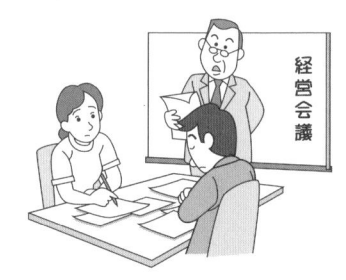

2 財務諸表＝施設ごとの損益計算書＋CF計算書＋α

　財務諸表は、病院、診療所など施設ごとに作成します。

図表1 財務諸表のフォーマット例　　　　　　（単位：百万円）

		病院		老健		診療所		訪問看護		合計		構成比		
		当年度	前年度	当年度	前年度	当年度	前年度	当年度	前年度	当年度	前年度		当年度	前年度
損益計算書	医業収益	95										医業収益構成割合	71%	72%
	介護収益	0										介護収益構成割合	20%	19%
	その他の収益	5										その他の収益構成割合	9%	9%
	医業収益 合計	100												
	人件費	50										人件費率	50%	52%
	材料費	20										材料費率	20%	20%
	その他経費	25										経費率	18%	17%
	利益	5										利益率	2%	1%
キャッシュフロー計算書	業務CF調整額	55												
	（1）業務CF	60												
	（2）投資その他支出	△5												
	（3）借入金収入（金融機関）	5												
	（4）借入金支出（金融機関）	△10												
	CF増加額	50												
貸借対照表から抜粋	現金預金（前月末）	200												
	現金預金（月末）	250												
	医業未収金（月末）	200												
	短期借入金（月末）	100												
	長期借入金（月末）	800												

　損益計算書をベースに、キャッシュフロー（CF）計算書を組み合わせ、貸借対照表から重要な勘定科目のみを抜粋します。

　損益計算書で「儲かっているかどうか」を捉え、キャッシュフロー計算書で「資金繰りがよいかどうか」を把握します。貸借対照表のうち借入金、医業未収金などを計上することにより、「資金の回収や返済状況」などを把握します。

　図表1では2年分のみ記載していますが、金融機関は3期で融資判断することが通常なので、3年分記載してもよいでしょう。

3 人件費率、材料費率も、忘れずにチェック

　病院の場合、主な費用は人件費と材料費なので、独立表示させます。地代家賃やリース料なども重要性が高い場合は、その他の経費には含めず表示します。人件費、材料費の金額だけではなく、**図表1**右にあるように、人件費率（人件費÷医業収益）や材料費率（材料費÷医業収益）も記載するように

しましょう。また、収益のうち医業や介護の収入がどのくらい含まれているのかを把握することにより、どの事業にシフトしているのかがわかります。

4 損益計算書だけでは、資金繰りはわからない

　医業収益から人件費、材料費、その他の経費を差し引くことにより、利益が計上されます。しかし、**利益が出ていても（黒字でも）、資金繰りがよいとは限りません**。収益（性）と資金繰りの状況を同時にみることが必要です。そのため、損益計算書の下にキャッシュフロー計算書を組み合わせます。キャッシュフロー計算書は、本業で生じた現金預金の増加額を表す「業務CF」から始まります。「業務CF」に、建物増築、医療機械など設備投資の支出を表す「投資その他の支出」、金融機関からの借入による収入である「借入金収入」、金融機関への返済による支出である「借入金支出」を増減することで、1か月の現金預金の増加額である「CF増加額」が表示されます。

5 業務CF調整額は、利益とキャッシュの差

　業務CF調整額は、利益とキャッシュ（本業で生じた現金預金の増加額）との差額です。業務CF調整額の代表例は、減価償却費です。減価償却費は費用なので利益に対してマイナスの影響を及ぼしますが、現金預金は流出していません。

　例えば、収益100がすべて現金収入を伴う収益で、減価償却費が10で、それ以外の費用はないものとします。

・現金収益　　　　100
・減価償却費　　△10
・利益　　　　　　90

損益計算書だけでは、資金繰りはわからないのね。

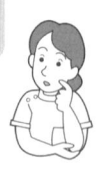

　この場合、利益は90（100−10）ですが、実際に増えた現金預金は現金収益の100です。そのため、利益から現金預金の増加額を算定する場合には利益90に減価償却費10をプラスする必要があります。これが、業務CF調整額です。

6 業務CF調整額は、業務CFと利益の差額により算定

　図表1の業務CF調整額55百万円は、下から逆算するように算定します。まず、月末の現預金250百万円から前月末の現預金200百万円を差し引くことによりCF増加額50百万円を算定し、投資その他の支出などを加減することにより業務CF60百万円（50＋10－5＋5）を算定します。次に、業務CF60百万円から利益5百万円を差し引くことにより、業務CF調整額55百万円が算定されます。これは、病院では利益が5百万円しか出ていませんが、本業でキャッシュが60百万円増えていることを意味します。

7 貸借対照表項目は、前年度比較により異常値を把握

　貸借対照表は前年度比較することで、異常値を把握することが可能になります。

〔異常値把握と検討例〕
・現金預金が著しく減少している場合
　→手許資金で運転資金を賄えない場合、金融機関からの資金調達をするかどうか？
・薬品が増加している場合
　→在庫が増えることにより支払いのみが先行し、キャッシュを圧迫していないか？
・長期借入金に比較して短期借入金が増えている場合
　→月々の元本返済額が増え、キャッシュを減少させる要因になっていないか？

経営実践のヒント

● 損益計算書だけでなく、キャッシュフロー計算書や貸借対照表を組み合わせることで、異常値の把握が可能になる。

財務会計ポイント ❷ 入院診療データ

入院データを、経営戦略にどう使う?

実務活用度 ★★★　　　医療経営士テキスト中級〔一般講座〕 第8巻P114〜118

POINT

平均在院日数が短縮すると、病床利用率が下がる一方、入院単価が高くなる。入院経路の分析により、医師、看護師などの経営資源の効率的な配分が可能に!

1 診療データを集計しても、分析しなければ意味がない

病院の経営会議で示される入院診療データというと、入院患者数、病床利用率、平均在院日数などが一般的です。近年、看護必要度や在宅復帰率などの概念が導入されてきており、それらの数値が及ぼす影響も無視することはできません。

図表1のような各課のデータを、事務部門で集計できていない病院があるようです。

また、事務部門でデータ集計したとしても、それを分析しなければ単なる宝の持ち腐れになってしまいます。

図表1　入院診療データと活用例

項目	担当課	データ活用例
看護必要度	病棟	7対1の看護必要度15%を超えているかどうか
入院単価	医事課	平均在院日数と入院単価の関係はどうか
入院収益	経理課	病床利用率と入院収益の関係はどうか
後発医薬品使用割合	薬剤課	使用割合と材料費の関係はどうか

2 ベッドコントロールから、ベッドマネジメントへ

数年前までは、ベッドが空いたから新入院患者を入院させる、ベッドが空いていないので退院調整する、といったベッドコントロールが病棟管理の中心でした。基本的には病床利用率を高めに維持し、平均在院日数を一定以内

にしておけば経営的には問題がなかったのです。しかし、2008（平成20）年度診療報酬改定あたりから状況が変化しています。いわゆる看護必要度の導入です。2010（平成24）年度診療報酬改定後は、重症な患者を15％以上入院させないと、7対1入院基本料の算定ができなくなりました。

　もはや、患者の入退院調整を行うだけでは入院収益増につながりません。病棟数字を意識したマネジメントが必要になっているのです。一般病棟だけでなく、回復期リハ病棟、療養病棟においても、病床利用率、平均在院日数のほか、看護必要度や在宅復帰率などさまざまな数値（病棟数字）に基づいてベッドマネジメントを行うことが求められています。

3 平均在院日数、病床利用率、入院単価の関係

　一般病棟の平均在院日数と病床利用率は、新入院患者数が一定であれば、基本的に比例関係にあります。新入院患者数が一定なまま平均在院日数を短くするには早く患者を退院させることになるため、病床利用率は下がります。

　図表2のA病院（150床〔医療療養50床、一般50床、回復期リハ50床〕）のデータでは、4階一般病棟の平均在院日数は、2012（平成24）年4月に13.4日だったのが、同年6月には12.3日まで短縮した影響で、病床利用率が84.5％から82.9％まで下がっています。また、平均在院日数の短縮により入院単価が41,200円から43,000円まで上がっています。A病院では一般病棟をDPC算定しているため、入院期間が短くなれば、通常、入院単価は高くなります。

　白内障手術を行った場合、入院期間が2日までは患者1人1日あたり入院単価（マルメ分のみ）は23,090円で算定されますが、3日目からは16,790円、5日目からは15,110円と徐々に減っていきます。

〔事例：白内障、水晶体の疾患、手術あり、片眼〕
　・入院期間Ⅰ　　2日　　23,090円（2,309点）
　・入院期間Ⅱ　　3日　　16,790円（1,679点）
　・入院期間Ⅲ　　5日　　15,110円（1,511点）

> DPC病棟では、入院期間Ⅱに基づく退院調整がなされるのね！

図表2 A病院の診療実績（入院）

		2012年4月	5月	6月	7月	8月	9月	10月	11月	12月	2013年1月	2月	3月
1日平均入院患者数（人）		126.1	127.3	127.8	病床利用率とリンク								
1日平均新入院患者数（人）		4.5	4.8	5.1	平均在院日数とリンク								
入院経路（％）	外来（時間内）	3.0	3.6	2.4	医師、看護師などの経営資源をどこに集中的に投入するのか？								
	外来（時間外）	7.0	8.0	7.5									
	救急車搬送	34.0	31.2	33.3									
	紹介	22.0	23.0	24.0									
	介護関連施設	34.0	34.2	32.8									
病床利用率（％）	5階	79.9	81.2	82.7									
	4階	84.5	83.2	82.9									
	3階	87.7	90.1	89.9									
入院単価（円）	5階	32,100	33,100	32,200	平均在院日数の変化によりいかに病床利用率、入院単価が変化するのか？								
	4階	41,200	42,400	43,000									
	3階	18,900	17,800	19,100									
平均在院日数（日）	5階	94.5	93.7	98.5									
	4階	13.4	12.5	12.3									
	3階	170.8	182.4	146.2									
日常生活機能評価点数10点以上の割合（％）[*1]	5階	32.1	33.4	34.5	一般病棟平均在院日数とリンク								
看護必要度（％）	4階	17.9	18.1	18.3									
医療区分3、2の割合（％）[*2]	3階	82.0	79.8	84.0	療養病棟入院単価とリンク、80％を超えているか？								
在宅復帰率（％）	5階	72.4	75.6	73.4	70％（60％）を超えているか？[*3]								
	3階	23.6	24.5	25.6	46％を大きく下回っていないか？[*4]								

→5階回復期リハ病棟（50床）、4階一般病棟（DPC）（50床）、3階医療療養病棟（50床）

[*1] 回復期リハビリテーション病棟入院料1→30％以上
　　回復期リハビリテーション病棟入院料2→20％以上
[*2] 療養病棟入院基本料1→80％以上
[*3] 回復期リハビリテーション病棟入院料1→70％以上
　　回復期リハビリテーション病棟入院料2→60％以上
[*4] 中医協総会資料（日本慢性期医療協会出典）の平均

4 看護必要度と平均在院日数の関係

　一般病棟において、重症患者の入院数を増やす（重症患者の入院稼働率を上げる）のではなく、（稼働率は従来どおりで）看護必要度を高くする（重症の入院患者割合を高くする）と、必然的に平均在院日数は短くなります。

　看護必要度の高い患者の入院割合を上げるには、重症ではない（A得点2点以上、またはB得点3点以上ではない）患者を、回復期リハビリテーション病棟もしくは療養病棟などに転棟させるか、退院（在宅復帰もしくは介護施設への入所）させることになるからです。

　50人の入院患者で5人の重症患者である場合、看護必要度は10％（5人÷50人）。重症患者を増やさずに看護必要度を20％に引き上げるためには、25人を転棟（退院）させる必要があります。これにより分母の入院患者数が減

り、看護必要度は20％（5人÷25人）になります。

　図表2のA病院のデータにおいても、平均在院日数の短縮に伴い、看護必要度が17.9％から18.3％に上がっています。一般病棟の看護必要度が高くなり平均在院日数が短縮されると、回復期リハ病棟の日常生活機能評価点数（回復期リハ病棟における患者の自立度）も高くなる傾向にあります（回復期リハ病棟の新入院患者の多くが一般病棟から転棟している場合）。

5 入院経路と経営資源の関係

　医師不足、看護師不足の病院においては、一般外来以外に、救急対応も手術も行うというわけにはなかなかいきません。**限られた医師、看護師などのスタッフをどこに重点的に配置するかの判断には、入院経路が役に立ちます。**入院経路とは、患者が入院に至った原因を分析したものであり、全入院患者に占める割合で表します。

　A病院では、患者の多くは外来以外の要因により入院に至っています。特に、介護関連施設（介護老人保健施設、特別養護老人ホーム、グループホームなど）からの入院や救急車搬送による入院が多くなっています。外来から入院につながる確率はそれほど高くないことから、一般外来に関してはなるべく診療所などに逆紹介し、当直体制の充実を図り、救急車搬送の件数を増やす方向に体制をシフトしています。

6 診療報酬の施設基準をチェック

　看護職員の人数を確保することも大切ですが、近年、診療の内容が診療報酬の施設基準に組み込まれています（いわゆるプロセス評価）。7対1の一般病棟であれば、平均在院日数18日以内のほか、看護必要度が15％以上でなければ、7対1の一般病棟入院基本料を算定することができません。

　A病院では平均在院日数は18日を大きく下回っているのですが、看護必要度は月によっては15％近くになることもあるため、看護必要度が低くなった原因を分析します。

　回復期リハ病棟は、脳卒中などにより自立度の低い患者を、リハビリにより在宅へ戻すことが目的となるため、病棟運営の難しい病棟です。特に、

2012（平成24）年度改定で新設された**回復期リハビリテーション病棟入院料1**を算定するためには、自立度を表す日常生活機能評価点数と、在宅復帰率や回復割合などとのバランスをとる必要があります。重症な（自立度が低い）患者を一定以上集めれば「新規入院患者のうち重症者3割以上」の要件を満たすことができますが、重症な患者の場合、在宅復帰が困難なことが多々あるため、逆に「在宅復帰率7割以上」の要件を満たすのが難しくなります。病床利用率を高めるために患者を選別せずに急性期病院から紹介を受けると、「新規入院患者のうち重症者3割以上」や「新規入院患者のうち看護必要度A得点1点以上の患者が1.5割以上」の要件に影響します。

　入院収益に関する診療報酬の施設基準を満たさない場合、月間で数百万円から数千万円の減収になるおそれがあるので、毎月診療データの推移を把握しておく必要があります。

　医療療養病棟が療養病棟入院基本料1を算定する場合、医療の必要性の高い医療区分2、3の患者を8割以上入院させなければなりません。医療療養病棟は今後、医療区分に加えて在宅復帰率が入院基本料の要件に追加される可能性があります。中医協総会では、46％という在宅復帰率を1つの基準として示しているので、46％を大きく下回っていないかチェックする必要があります。

● 経営実践のヒント

- 病床利用率、平均在院日数、入院単価、入院収益、看護必要度、在宅復帰率、外来入院患者数比率、外来患者数移動累計、紹介率、逆紹介率、初診患者比率、入院経路などの入院診療データから、経営戦略を策定することができる。

コラム

平均在院日数が短くなっても、効率性係数が下がるのはなぜ？

　平均在院日数が短くなると、基本的にはDPC病院の機能評価係数Ⅱである効率性係数が上がり、入院単価が増えます。しかし、**病院によっては平均在院日数が短くなっても効率性係数が下がってしまうケースがあります。**

　診療報酬施設基準の平均在院日数は、次のように算定されます。

当該病棟における直近３か月間の在院患者延日数÷｛（当該病棟における当該３か月間の新入棟患者数＋当該病棟における当該３か月間の新退棟患者数）÷２｝

　平均在院日数は全疾患の平均入院日数であり、白内障、ポリペクトミー（ポリープ切除術）などの短期入院が増えると短くなります。ほかの病院と比較して短めであるといった事情が考慮されない絶対評価です。脳梗塞や肺炎などを多く診ている病院は、平均在院日数がどうしても長くなってしまいます。

　一方、効率性係数は、次のように算定されます。

全DPC／PDPS対象病院の平均在院日数÷当該医療機関の患者構成が全DPC／PDPS対象病院と同じと仮定した場合の平均在院日数

　効率性係数は疾患別に全国平均の平均入院日数と比較したものであり、肺炎、大腿骨頸部骨折などの長期入院が増えると低くなります。**全国平均の平均入院日数よりも短くなると高く評価される相対評価です。**特に、肺炎、大腿骨頸部骨折、ポリペクトミー、脳梗塞といった総合病院で症例数の多い疾患の入院日数が長くなると、効率性係数が低くなります。逆に、脳梗塞や肺炎を多く診ていても、全国平均である入院期間Ⅱよりも早く退院させれば、効率性係数は高くなります。

財務会計ポイント3 DPC入院収益

DPC入院収益は、機能評価係数Ⅱを上げることがカギ

実務活用度 ★★☆

医療経営士テキスト中級〔一般講座〕 第8巻P117〜118

POINT

DPCの入院単価は医療機関別係数が乗じられるのが特徴。今後、機能評価係数Ⅱの評価が高くなる。

1 DPCの入院収益の算定方法

　DPC病院の入院収益はどのように算定されるのでしょうか？「入院単価×入院患者数」により入院収益が算定されるのはほかの病棟と変わりませんが、入院単価の算定過程が少々複雑になっています。**入院単価のうちマルメとなる包括部分には、医療機関別係数（各DPC病院の機能を評価したもの）が乗じられます。**数値例に基づき、月間入院収益がいくらになるのか考えてみます。

〔数値例〕
　医療機関別係数を乗じる前の入院単価は5万円（うち包括割合は60％）
・DPC適用病床　　　300床
・病床利用率　　　　100％
・医療機関別係数　　1.3
・月間入院診療日数　30日

　まず、入院単価5万円は、包括部分（入院基本料、投薬、検査等）と出来高部分（手術、麻酔、リハビリ等）に分けられます。包括割合は60％であるため、包括部分入院単価は3万円、出来高部分入院単価は2万円となります。医療機関別係数1.3は包括部分入院単価にのみ乗じられ、入院単価は59,000円になります。入院単価59,000円に月間延べ入院患者数9,000人を乗じることにより、月間入院収益は5億3,100万円と算定されます。

図表1 DPCの入院収益算定方法

```
             入院単価                   入院患者数        入院収益
             59,000円                  9,000人

包括部分          医療機関別係数（機能評価係
平均入院単価*¹ × 数Ⅰ＋機能評価係数Ⅱ＋基礎   月間延べ       月間入院収益
30,000円        ＋係数＋暫定調整係数）1.3 × 入院患者 =  5億3,100万円
                                      数*³
出来高部分平均入院単価*²                  9,000人
20,000円
```

* 1 包括部分平均入院単価30,000円
　＝全体の平均入院単価50,000円（医療機関別係数考慮前）×包括割合60%
* 2 出来高部分平均入院単価20,000円
　＝全体の平均入院単価50,000円（医療機関別係数考慮前）×包括割合40%
* 3 300床×100%×30日＝9,000人

2 医療機関別係数の今後の方向性

医療機関別係数は、基礎係数、暫定調整係数、機能評価係数Ⅰ、機能評価係数Ⅱからなります。

・**基礎係数**：DPC病院に与えられる基本点であり、2014（平成26）年度改定まで変動なし。
・**暫定調整係数**：調整係数廃止に伴い暫定的に設けられたものであり、2014（平成26）年度改定まで変動なし。
・**機能評価係数Ⅰ**：出来高病院でも算定が認められているものであり、届出が必要。届出した月からアップする。
・**機能評価係数Ⅱ**：DPC病院だけに認められるプレミアム。前年10月から本年9月までの実績に基づき毎年変動する。

暫定調整係数は2018（平成30）年度まで逓減させる代わりに、機能評価係数Ⅱで評価するものとしています。**機能評価係数Ⅱは2012（平成24）年度診療報酬改定より、改定の都度25％ずつ評価を上げていく予定です。**機能評価係数Ⅱが現在0.025であれば、2014（平成26）年度から0.05、2016（平成28）年度から0.075、2018（平成30）年度から0.1と評価が上がっていくイメージになります。2018（平成30）年度には入院包括単価の1割増（×1.1）で請求できることになります。その意味では、機能評価係数Ⅱをいかに取得

するかが中長期的に重要になります。

3 機能評価係数Ⅱを上げるために

　2013（平成25）年3月19日に厚生労働省より告示された全国のDPC病院の機能評価係数Ⅱ（2013〔平成25〕年度）。前年度と比べて機能評価係数Ⅱが上がった病院の特徴として、病床回転率が高いことが挙げられます。**平均在院日数を短縮し、重症な新入院患者を増加させているような病院は、機能評価係数Ⅱが軒並み上がっています**。逆に、病床利用率重視で平均在院日数を全国平均よりも延ばしているような病院は、機能評価係数Ⅱが下がっています。また、4疾病（がん、脳卒中、急性心筋梗塞、糖尿病）5事業（救急医療、災害医療、へき地医療、周産期医療、小児医療）に積極的に取り組んでいる病院も上がっています。

　機能評価係数Ⅱのうち大きなウェイトを占めているのが、効率性係数と複雑性係数です。効率性係数は、全国の病院に比べて平均入院日数を短縮すると評価されます。特に、脳梗塞、大腿骨頚部骨折、肺炎など平均在院日数が長く、どの総合病院でも診ているような患者を早めに退院させることで高くすることができます。複雑性係数は、入院期間Ⅱ（全国のDPC病院の平均入院日数）の範囲内で集中的に医療資源を投入し、1入院あたり点数が高い場合に評価されます。ポリペクトミー（ポリープ切除術）や冠動脈形成術（PCI）治療を主に行っているような場合は、入院期間が短いので1入院あたり点数がそれほど高くならず、複雑性係数もそれほど上がりません。脳卒中や骨折などを専門に行っているような場合は、複雑性係数が高くなる傾向にあります。

● 経営実践のヒント

- 医療機関別係数の増減が、入院収益にどのような影響を与えるのかシミュレーションできるようにする。

財務会計ポイント ④ 外来診療データ

外来データを、経営戦略にどう使う？

実務活用度 ★★★　　　医療経営士テキスト中級〔一般講座〕第8巻P116～118

POINT

大病院で重要な外来データは、外来入院患者数比率、紹介率、逆紹介率。
中小病院で重要な外来データは、外来患者数移動累計など。

1 今後の外来医療は、かかりつけ医からの紹介が主流に

　2013（平成25）年1月23日の中医協総会で、外来医療について「複数の慢性疾患を持つ患者に対して、適切な医療の提供を図りつつ、外来の機能分化のさらなる推進について、どのように考えるか」という論点が提示されました。高血圧、糖尿病、脳血管疾患など複数の疾患を有する患者については、まず、かかりつけの診療所を受診してもらい、必要があれば病院に紹介するという方向性です。

　これは英国のNHS（国営保健サービス）を参考にしているものと思われます。英国ではまず、GP（General Practitioner：かかりつけ医）の診察を受けます。GPは家庭医（Family Doctor）とも呼ばれ、あらゆる疾患の初期診察、治療を行います。GPの診察を受けるには基本的に電話予約が必要ですが、GPによっては開院時間から受け付け順に受診できるところもあります。専門的な診察を受ける場合も、まずはGPの診断を仰ぎ、紹介を受ける必要があります。

2 外来入院患者数比率が大きくなると外来の負担が過大に

　日本では大学病院など三次救急を行うような大病院に外来患者が集中し、勤務医の負担が過大になっています。勤務医の負担を計る指標が外来入院患者数比率です。

　かつて急性期特定入院加算の要件として外来入院患者数比率は1.5以下と

図表1 6病院の外来入院患者数比率の比較

	大阪医大（一般855床、精神60床）	国保旭中央病院（一般763床）	慶応大学病院（一般1028床、精神31床）	大阪市立大学医学部附属病院（一般980床、精神40床）	済生会熊本病院（一般400床）	徳島赤十字病院（一般405床）
1日外来患者数（人）	1,993	3,111	2,892	2,100	503	660
1日入院患者数（人）	731.6	691	867	770	417	355
外来入院患者数比率	2.72	4.50	3.33	2.72	1.20	1.85

（資料：各病院ホームページ）

図表2 A病院の診療実績（外来）

		2012年4月	5月	6月	7月	8月	9月	10月	11月	12月	2013年1月	2月	3月
1日平均外来患者数（人） A		524.6	542.3	531.2									
1日平均入院患者数（人） B		126.1	127.3	127.8	外来の負担軽減が図られているか？								
外来入院患者数比率 A÷B		4.2	4.3	4.2									
外来患者数移動累計（人）	内科	1,245	1,235	1,360									
	外科	360	350	345	外来患者が増加傾向にあるのか、減少傾向にあるのか？								
	整形外科	640	668	673									
	脳神経外科	125	110	105									
	皮膚科	367	378	391									
外来単価	内科	6,215	6,300	6,100									
	外科	8,245	8,340	8,180	外来単価6,000円未満の診療科がないか？								
	整形外科	9,000	9,200	9,450									
	脳神経外科	5,000	5,200	5,315									
	皮膚科	3,400	3,245	3,347									
紹介率（％）		34.5	35.6	36.1	紹介率に比べて、逆紹介率が著しく低くなっていないか？								
逆紹介率（％）		12.5	15.4	13.3									
外来患者数（人/月） C		12,065	13,012	12,806	単価の高い初診患者をどれだけ診ているか？								
初診患者数（人/月） D		1,405	1,517	1,478									
初診患者比率 D÷C		11.6%	11.7%	11.5%									
時間外・休日患者数（人/月） E		284	279	321	入院経路（外来〔時間外〕、救急車搬送）との関連は？								
時間外加算割合（％） E÷D		20.2%	18.4%	21.7%									

されていましたが、**図表1**では済生会熊本病院を除いた5病院で1.5を上回っています。特に、国保旭中央病院は外来入院患者数比率が4.5と1.5を大きく超えており、医師の外来負担が重くなっており、内科医が2012（平成24）年4月から9名離職しています。**図表2**のA病院も外来入院患者数比率が4を超えており、外来の縮小が課題になります。

3 外来患者の移動累計

　移動累計とは、当該月を起点にして直近1年間の累計をとったものです。2012（平成24）年6月のデータであれば2011（平成23）年7月～2012（平成24）年6月、2012（平成24）年5月であれば2011（平成23）年6月～2012（平

成24）年5月といった具合です。

　図表2から、A病院の外来患者数の移動累計をとると、次のような傾向がみえます。

・増加傾向：内科、整形外科、皮膚科
・減少傾向：外科、脳神経外科

　増加傾向にある診療科は、まだ伸びる余地があれば、広報の強化、紹介先への訪問などを行います。減少傾向にある診療科は、減少の原因を分析します。

4　外来単価の低い診療科は、逆紹介を

　2011（平成23）年11月の中医協総会の資料では、「病院のうち、1日当たり入院外医療費が6,000円未満の施設が約25％を占める」との記述があり、外来単価6,000円未満の外来患者については病院ではなく診療所で診るべきである、としています。そのため、**外来単価6,000円未満の患者が多数いる場合には、逆紹介ができないかどうかを検討します。**外来単価6,000円未満の患者の主病名として多いのは、高血圧性疾患、喘息、狭心症、頭痛、めまいなどです。外来単価2,000円未満の患者の診療内容は、「診察料＋処方せん料＋簡易な検査」といったイメージです。

　大学病院などの特定機能病院や、500床以上の大病院に外来患者が集中していることから、逆紹介の検討が必要になります。紹介率よりも逆紹介率のほうが著しく低い場合（例えば、逆紹介率が紹介率の50％以下であるような場合）は、病院で患者を抱え込んでおり、診療所などへ紹介が行えていないことになります。

5　初診患者比率と外来単価の関係

　初診患者比率とは、外来患者数に占める初診患者数の割合です。初診患者比率が高くなれば、検査や画像診断が必要な患者が増えることとなり、一般的には外来単価が高くなります。しかし、図表3の都立広尾病院（東京都／

図表3 東京都立広尾病院の初診患者比率と外来単価

	2008年度	2009年度	2010年度	2011年度
1日あたり外来患者数（人）	748.1	744.5	726.9	738.3
1日あたり新外来患者数（人）	117.0	115.4	109.6	107.1
初診患者比率	15.6%	15.5%	15.1%	14.5%
外来単価（円）	7,885	8,327	8,746	8,958

482床〔一般452床、精神30床〕）のように、初診患者比率が低くなっても診療報酬の各種加算の算定により外来単価が高くなるケースもあります。

6 時間外加算割合と入院経路の関係

　時間外加算割合が高い場合、初診患者に占める時間外、深夜の患者が多いことになります。時間外や深夜に軽症な患者が来院することもありますが、重症な患者の場合は入院につながり、入院患者が増えることになります。

　救急医療の要件（時間外加算割合20％以上）で認定を受けている社会医療法人の場合、20％を切る月がないようにチェックします。

> **経営実践のヒント**
>
> ● 外来入院患者数比率、外来患者数移動累計、紹介率、逆紹介率、初診患者比率などの診療データの関係から、外来単価増、外来患者数増につながる経営戦略を策定することができる。

コラム
個別居宅と集合住宅の1時間あたり外来単価の比較

　外来単価というと、一般的によく使われるのは、患者1人1日あたりの外来診療にかかる単価です。例えば、一般外来8,000円に対し、訪問診療20,000円の場合。一見すると訪問診療のほうが高くみえますが、時間を加味するとそれほど高くありません。診療時間（移動時間も含む）が一般外来10分、訪問診療60分とすると、一般外来は1時間で48,000円（8,000円×6回）、訪問診療は20,000円の単価になります。

　訪問診療は、個別に居宅を訪問する場合と集合住宅を訪問する場合とで、1時間あたりの外来単価は異なります。

〔仮定〕
- 個別居宅訪問の場合：患者1人1件あたり診療時間60分、訪問1回あたりの単価20,000円
- 集合住宅訪問の場合：患者1人1件あたり診療時間15分、訪問1回あたりの単価15,000円

　この場合、1時間（60分）あたりの医業収益は、どのようになるでしょうか？

- 個別居宅訪問：医業収益20,000円（20,000円×1回訪問）
- 集合住宅訪問：医業収益60,000円〔15,000円×4回（60分÷15分）〕訪問

　集合住宅への訪問診療は、個別の居宅と比べて診療単価は低いですが、移動の時間が少ない分、1時間あたりの外来単価が高くなります。

財務会計ポイント5　移動累計

移動累計を使って、経営の傾向をつかむ

実務活用度　★★★　　　医療経営士テキスト中級〔一般講座〕　第8巻P116

POINT

前年度比較、前月比較だけでなく、移動累計を用いることで経営の傾向を把握。

1　経営会議で多いのは、前年度比較、前月比較

　病院の月次経営会議での患者数や入院単価データでは、前年度比較、前月比較が中心になります。しかし、前年度比較や前月比較には次のような短所があります。

・前年度比較の短所：診療報酬改定前と改定後を比較することに、意味があるのか？
・前月比較の短所：診療日数の少ない月が前月だった場合、比較にならない。

2　移動累計により経営の傾向をつかむ

　図表1は、A病院の外来患者数を示したものです。2012（平成24）年8月の外来患者数は3,535人と同年7月の3,590人を下回っています。果たしてこの事実をもって、患者数は減少傾向にあるといえるのでしょうか。前年の2011（平成23）年8月の外来患者数は3,410人であり、今年はそれを上回っています。そこで使われるのが、**直近1年間の累計である「移動累計」**というものです。

　2012（平成24）年8月単月の外来患者数ではなく、2011（平成23）年9月〜2012（平成24）年8月の直近1年間の累計外来患者数を集計します。同じように、前月2012（平成24）年7月についても、2011（平成23）年8月〜

図表1 A病院の外来患者数と移動累計

月	2011年度 患者数(人)	2012年度 患者数(人)	移動 累計(人)	移動累計の集計月	
4月	3,258	3,567	41,413	2011(平成23)年5月〜2012(平成24)年4月	
5月	3,435	3,730	41,708	6月〜	5月
6月	3,239	3,330	41,799	7月〜	6月
7月	3,379	3,590	42,010	8月〜	7月
8月	3,410	3,535	42,135	9月〜	8月
9月	3,388	3,339	42,086	10月〜	9月
10月	3,366	3,397	42,117	11月〜	10月
11月	3,464	3,353	42,006	12月〜	11月
12月	3,551	3,538	41,993	2012(平成24)年1月〜	12月
1月	3,666	3,996	42,323	2月〜2013(平成25)年1月	
2月	3,436	3,726	42,613	3月〜	2月
3月	3,512	3,684	42,785	4月〜	3月

2012（平成24）年7月の累計外来患者数を集計します。前々月も同様に集計します。

・2011（平成23）年7月〜2012（平成24）年6月　41,799人
・2011（平成23）年8月〜2012（平成24）年7月　42,010人
・2011（平成23）年9月〜2012（平成24）年8月　42,135人

これをみると、3か月連続で直近1年間の累計患者数が増えていることがわかります。

3 グラフの分岐点で何が起きているのか？

図表2のように、移動累計をグラフ化することで、より明確に傾向をつかむことができます。2012（平成24）年4月から2012（平成24）年8月まで増加傾向であったものが、2012（平成24）年9月から2012（平成24）年12月まで横バイになり、2013（平成25）年1月から再び増加傾向になっています。

グラフを読むときのポイントは、分岐点です。2012（平成24）年9月や2013（平成25）年1月の分岐点に何が起きていたのかを分析することで、次のような対策を練ることが可能になります。

図表2 外来患者数の移動累計のグラフ化

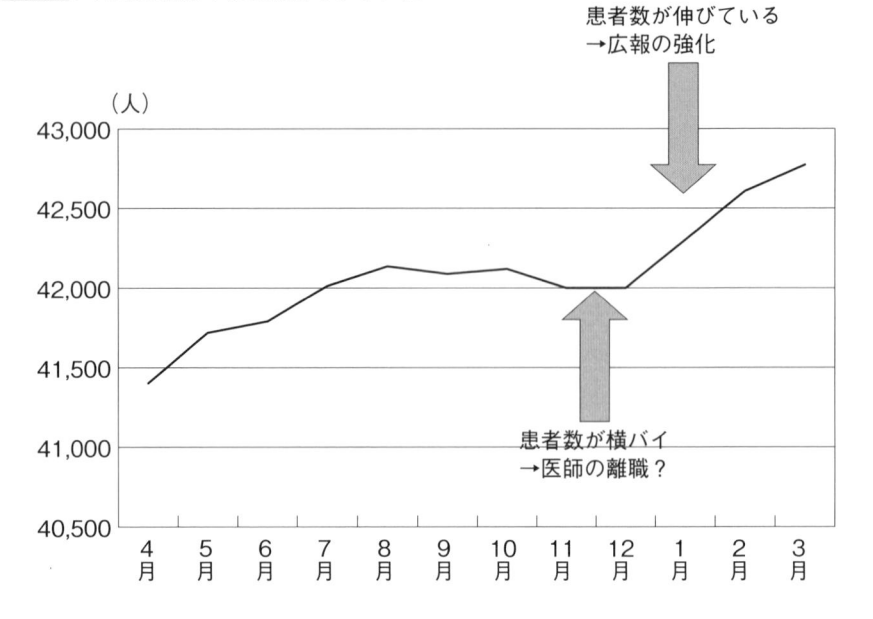

（グラフ：縦軸 人数、横軸 4月〜3月）

患者数が伸びている
→広報の強化

患者数が横バイ
→医師の離職？

・増加傾向にある場合：さらなる増患のため、連携先の診療所への定期訪問、救急車の受け入れ強化。
・横バイ傾向にある場合：横バイから増加傾向に変えるため、医師の招聘、非常勤医師の患者数の把握。
・減少傾向にある場合：診療時間の延長により、新たな患者層を確保する。

　外来縮小を進めている大学病院のような場合は、移動累計は減少傾向のほうが望ましいといえます。外来縮小により、延べ入院患者数が増えているかどうかの確認も必要になります。

● 経営実践 の ヒント

- 外来患者数だけでなく、栄養指導件数やリハビリ実施件数などにも移動累計の考え方を使うことで、件数が増加傾向なのか減少傾向なのかを把握することができる。

財務会計ポイント6 紹介率、逆紹介率

紹介率と逆紹介率を上げることが、健全経営のカギ

実務活用度 ★★★

医療経営士テキスト中級〔一般講座〕 第8巻P91〜96

POINT

紹介率は、病床利用率、入院単価とリンク。逆紹介率は、外来入院患者数比率とリンク。

1 紹介率、逆紹介率は、中小病院にも必須のデータ

　紹介率、逆紹介率というと一般に地域医療支援病院や特定機能病院の承認要件として用いられ、中小病院（50〜200床程度）ではあまり活用していないように思います。確かに、地域医療支援病院でない限り、紹介率や逆紹介率を把握することは施設基準でも求められていません。しかし、**紹介率を上げることで、病床利用率や入院単価を上昇させることが可能になりますし、逆紹介率を上げることで、外来の負担軽減を図ることができる**などの効果があります。

2 紹介率、逆紹介率とは

紹介率

　紹介率とは、初診患者に占めるほかの医療機関からの紹介患者と救急患者の割合です。

紹介率＝(紹介患者の数＋救急患者の数)÷初診患者の数×100

　紹介患者は、同一の開設主体（医療法人、日赤、済生会等）でないほかの医療機関から、紹介状により紹介された患者をいいます。**医療法人立の病院が同一医療法人の診療所から紹介を受けた場合は紹介患者としてカウントし**

ません。

　救急患者は、紹介状を持参せず緊急的に入院し、治療を必要とした患者をいい、救急車搬送患者のほか、自力で緊急的に来院した患者も含みます。

逆紹介率

　逆紹介率とは、初診患者に対する逆紹介患者（ほかの医療機関へ紹介した患者）の割合をいいます。逆紹介患者には、初診患者だけでなく再診患者も含みます。そのため、逆紹介率が100％を超える病院もあります。

逆紹介率＝逆紹介患者の数÷初診患者の数×100

3　逆紹介率が上がれば、紹介率も上がる

　300床（DPC一般200床、回復期50床、医療療養50床）のA病院を例に、逆紹介率、紹介率などのデータをみてみましょう。

　図表1の通り、2010（平成22）年度から2011（平成23）年度にかけて、逆紹介率が25.9％から27.3％に上がっています。逆紹介率が上がると、再診患者を中心にほかの医療機関に紹介したことになるので、医師の再診外来の手間が軽減されることになります。外来で手間が軽減された分、紹介患者や救急患者を診ることができます。実際、A病院は紹介・救急患者数が増え、紹介率が17.5％から19.2％に上がっています。また、逆紹介率の上昇により外来入院患者数比率（外来の負担軽減の度合いを示したもの）が2.54から2.51

図表1　A病院の逆紹介患者数、紹介率などの前年比較

	2010年度	2011年度
初診患者数	6,040人	6,370人
逆紹介患者数	1,565人	1,741人
紹介・救急患者数	1,057人	1,223人
紹介率	17.5％	19.2％
逆紹介率	25.9％	27.3％
内視鏡検査件数	1,548件	1,655件
心臓カテーテル検査件数	91件	133件
病床利用率	81.0％	85.4％
入院単価	33,858円	35,071円
外来入院患者数比率	2.54	2.51

に下がっています。外来入院患者数比率は低ければ低いほど、医師などの外来負担が軽減されていることを意味します。

4 紹介患者が増えれば病床利用率だけでなく入院単価も上がる

紹介患者の多くは、A病院が得意とする内視鏡検査や心臓カテーテル検査の患者です。内視鏡検査で大腸にポリープがみつかれば切除し、何日か入院することになります。そのため、**内視鏡検査や心臓カテーテル検査が増えれば増えるほど入院患者が増え、病床利用率が高くなります**。内視鏡検査、心臓カテーテル検査はDPCでも出来高で請求できるので、紹介率が高くなると入院単価も高くなる傾向にあります。

5 診療科によって紹介率、逆紹介率に差が

紹介率、逆紹介率は、診療科によって大きな差が出ることがあります。地域医療支援病院のB病院の紹介率、逆紹介率は、**図表2**の通り診療科全体で、紹介率35.24％、逆紹介率20.37％となっており、A病院とは異なり、紹介率が逆紹介率を上回っています。つまり、紹介された患者を紹介元の病院や診

図表2 B病院の診療科別紹介率・逆紹介率　　（主要診療科のみ抜粋）

B病院（一般750床、精神220床）		
	紹介率	逆紹介率
全体	35.24%	20.37%
内科	44.10%	29.67%
小児科	35.15%	7.26%
外科	47.56%	9.85%
整形外科	17.82%	18.29%
脳神経外科	39.62%	21.58%
泌尿器科	51.63%	34.18%
眼科	45.67%	48.63%
皮膚科	10.66%	2.28%
耳鼻咽喉科	23.78%	2.39%
歯科・歯科口腔外科	41.51%	23.75%
放射線科	98.90%	76.24%
精神神経科	35.75%	146.14%
心臓外科	108.70%	613.04%
形成外科	20.47%	3.91%

診療科ごとに紹介率・逆紹介率を把握すると、逆紹介率の低い診療科が一目でわかるのね！

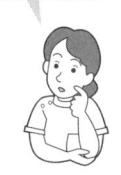

療所に戻していないと推定されます。

　紹介率よりも逆紹介率が特に低いのは、小児科、外科、皮膚科、耳鼻咽喉科です。外科はがんなどの外科手術後に術後フォローが必要であるため、皮膚科や耳鼻咽喉科は複数の疾患を抱えている高齢者が多いため、といった理由で逆紹介率が低くなっているのかもしれません。

　一方、紹介率よりも逆紹介率が高くなっているのは、整形外科、眼科、精神神経科、心臓外科です。整形外科や眼科のように診療の終了が明確な疾患の場合、逆紹介がしやすくなる傾向にあります。

　二次医療圏内に信頼できる医師がいる場合や、診療科部長が積極的に逆紹介を進めている場合には、逆紹介率が高くなります。

経営実践 の ヒント

- 診療科別に紹介率、逆紹介率のデータをとることにより、地域連携の余地のある診療科が明らかになる。

財務会計ポイント **7** 損益計算書

国保旭中央病院の損益計算書を図解する

実務活用度 ★★☆　　　医療経営士テキスト中級〔一般講座〕　第8巻P23〜25

POINT

材料費率や人件費率を分析する際には、補助金、委託費を加味することを忘れずに。

1 収益、費用、損益とは？

損益計算書は経営成績（儲かっているかどうか）を表示するものであり、収益、費用、損益に区分されます。

収益は、薬品や医療材料を購入したり、人を雇ったり、経営努力をすることによって得られた成果です。

費用は、収益を得るための努力です。

損益は、収益から費用を差し引いた差額になります。

収益が費用を上回っていれば黒字となり利益に、下回っていれば赤字となり損失になります。

図表1 損益計算書って何？

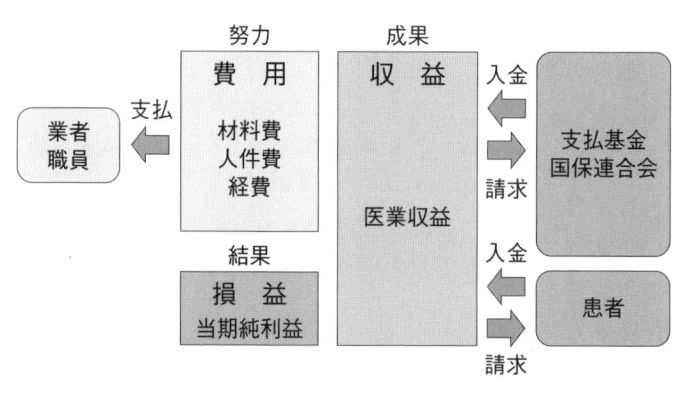

努力	成果	
費用 材料費 人件費 経費	収益 医業収益	入金 ← 支払基金 国保連合会 請求 →
業者 職員 ← 支払		入金 ← 患者 請求 →
結果 損益 当期純利益		

2 国保旭中央病院、2010年度は順調な経営成績

　国保旭中央病院（千葉県／989床〔一般763床、精神220床、感染6床〕、以下、旭中央病院）の損益計算書を**図表2**のように図解すると、収益（医業収益）303億円が費用（医業費用）286億円を上回っており、利益が17億円となっています。**急性期病院の利益率は3％でも良好とされている中で、5.6％（17億円÷303億円）の利益率は、さすが「平成24年度自治体立優良病院総務大臣表彰」を受賞した病院だけあります。**

　しかし、旭中央病院では、医師の大量離職があり、2012（平成24）年10月より存続について議論する「国保旭中央病院検討委員会」が開催され、経営改革案を検討しているところです。

3 補助金、委託費を除いて人件費を分析

　旭中央病院の医業収益には、旭市からの繰入や補助金などが含まれています。材料費率や人件費率を分析する際には、医業収益303億円から自治体からの繰入や補助の6億円を除いて分析します。その結果、**図表3**のように、材料費率は33.3％、人件費率は45.7％となります。

　薬を院内処方しているため、材料費率が高めになっています（**院内処方の場合は材料費率25％以下、院外処方の場合は20％以下が適正といわれている**）。

　人件費率は45.7％と適正であるとされる50％を大きく下回っていますが、その他の経費に人件費相当分が含まれているためかもしれません。**人件費率分析の際には、医事・給食・清掃にかかる委託費を人件費の中に含めたうえで50％を超えてい**

図表2　旭中央病院の損益計算書（2010〔平成22〕年度）

医業費用 286億円	医業収益 303億円
経常利益 17億円	

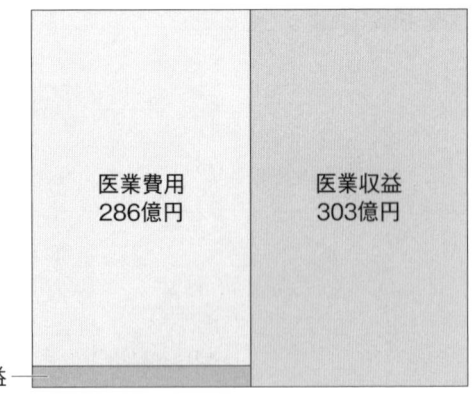

図表3 旭中央病院の損益計算書をさらに分解すると……

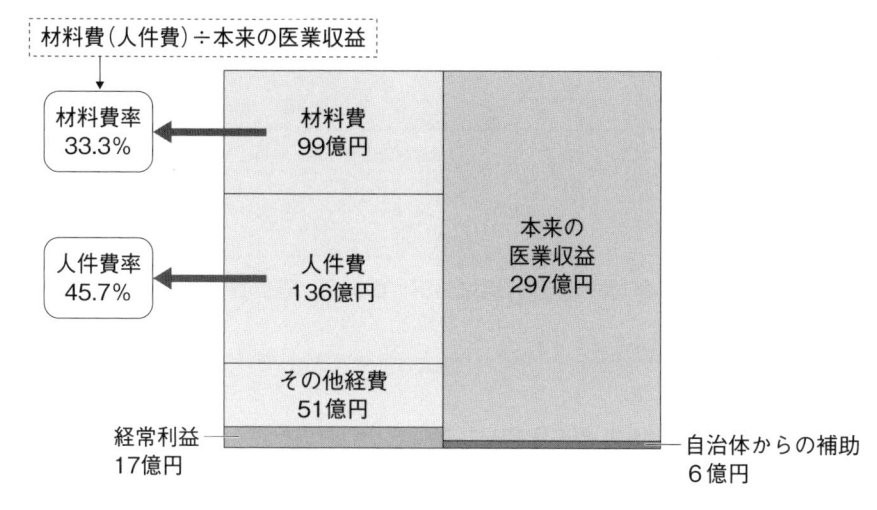

材料費(人件費)÷本来の医業収益

材料費率 33.3% ← 材料費 99億円

人件費率 45.7% ← 人件費 136億円

その他経費 51億円

本来の医業収益 297億円

経常利益 17億円

自治体からの補助 6億円

る否かを分析します。

● 経営実践 の ヒント

- 損益計算書を図解することで、財務知識がない職員でも、経営状況をイメージしやすくなる。

財務会計ポイント8　費用比較、職員数比較

他病院との比較には、比率を使う

実務活用度　★★★

医療経営士テキスト中級〔一般講座〕　第8巻P103〜110

POINT

人件費率や材料費率といった財務数値だけでなく、職員数も比率で他病院と比較する。

1　規模の異なる病院間の費用は比率で比較

　聖隷三方原病院（静岡県）、聖隷浜松病院（静岡県）、相澤病院（長野県）はいずれも急性期病院です。規模や診療科は異なりますが、費用を比率にし、図表1のような図にすることでそれぞれの病院の特徴が浮かび上がります。
　材料費率が最も低いのは相澤病院。急性期病院で院外処方の場合、20％

図表1　3病院の主要費用の比率比較

聖隷三方原病院（934床）
- 材料費　21.1
- 人件費　55.9
- 委託費　4.7
- 減価償却、リース　9.6
- 研究研修費　0.3

利益率2.5％

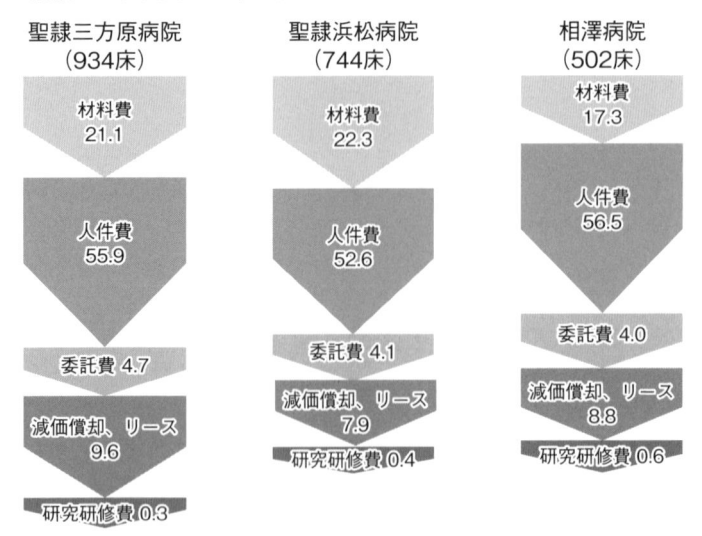

聖隷浜松病院（744床）
- 材料費　22.3
- 人件費　52.6
- 委託費　4.1
- 減価償却、リース　7.9
- 研究研修費　0.4

利益率5.4％

相澤病院（502床）
- 材料費　17.3
- 人件費　56.5
- 委託費　4.0
- 減価償却、リース　8.8
- 研究研修費　0.6

利益率2.8％

（資料：聖隷福祉事業団、相澤病院ホームページ、2011年度損益計算書）

図表2 材料費率・人件費率の目安

材料費率				
一般急性期病院（院内処方）	一般急性期病院（院外処方）	ケアミックス病院	療養型病院	精神病院
25％以下	20％以下	15％以下	10％以下	10％以下

人件費率			
一般急性期病院	ケアミックス病院	療養型病院	精神病院
50％以下	55％以下	60％以下	60％以下

程度が適正であるといわれていますが、材料費が高くなる循環器や整形外科も有している相澤病院は、かなり低めに抑えられているといえます。積極的な価格交渉、後発医薬品の採用、在庫の削減などがなされているのかもしれません。

人件費率が最も低いのは聖隷浜松病院。**急性期病院の場合、50％程度が適正**といわれていますが、結果的に人件費率が最も低かった聖隷浜松病院が3病院の中で利益率が一番高くなっています。

研究研修費率が最も高かったのは相澤病院。人件費や研修など人にお金をかけていることがうかがえます。**急性期病院の場合、研究研修費率は0.5％を超えていることが望ましい**とされ、1％を超える病院も出てきています。

2 職員数も比率で比較

職種別職員数も比率で比較します。この場合の比率は、病床数に対する職員数で考えます。

図表3の通り、最も常勤医師が多いのは聖隷浜松病院。看護師も3病院の中で最も多くなっており、医師、看護師の確保に強みがあります。

聖隷三方原病院は事務員の割合が3病院の中で最も低くなっています。一方で委託費率が3病院の中で最も大きいため（図表1）、事務員の一部が委託されているのかもしれません。

相澤病院は突出して事務員の人数が多くなっており、委託費率が3病院の中で最も小さくなっています。**相澤病院の強みはセラピスト（PT、OT、ST）が多いこと**です。早期リハビリ、365日リハビリなど短期集中的なリハビリを行っていると思われます。リハビリの効果もあってか、相澤病院の2011（平成23）年DPC病棟平均在院日数は13.89日と短い中で、1患者あた

図表3 3病院の病床数対職員数比割合の比較　　　（2011〔平成23〕年4月1日現在）

	聖隷三方原病院	聖隷浜松病院	相澤病院
常勤医師	18.9%	32.3%	27.2%
薬剤師	3.7%	5.7%	5.5%
PT・OT・ST	6.2%	6.8%	34.6%
看護師・准看護師	80.7%	114.2%	85.4%
管理栄養士	2.3%	3.2%	2.5%
事務員	15.9%	23.7%	48.6%
人件費率（再掲）	55.9%	52.6%	56.5%

りの再入院回数（退院症例数÷実患者数）は1.23回と少ないうえ、同一疾患での6週間以内の再入院の割合も4.21％と低く抑えられています。

　一方、セラピストの割合が少ない聖隷三方原病院の平均在院日数は14.25日と相澤病院よりも若干長く、再入院回数は1.31回、再入院の割合は7.22％と相澤病院よりも高くなっています。

　聖隷浜松病院の同数値は、平均在院日数12.99日、再入院回数1.31回、再入院の割合5.81％となっています。

　このように、平均在院日数が短くても再入院の回数や割合が高くなることについて、将来的に診療報酬上マイナスとされるおそれがあるので注意が必要です。

3 入院単価で差が出る服薬指導、リハビリ、栄養指導

　服薬指導、リハビリ、栄養指導のいずれもDPCにおいてはマルメではなく出来高算定となります。そのため、**病床数あたりの薬剤師、セラピスト、管理栄養士の多い病院は、入院単価が高くなる傾向にあります。**

　薬剤師、セラピスト、管理栄養士などコ・メディカルを100床あたり53人配置し、チーム医療を実践しているH病院の入院単価は75,000円。DPC病院で目安とされる入院単価50,000円を大きく超えています。

● 経営実践のヒント

- 人件費率だけでなく、委託の有無や職種別構成などを他病院と比較することで、自院の強み、弱みを分析できる。

財務会計ポイント⑨ 減価償却費

減価償却費と差額ベッド割合

実務活用度 ★☆☆

医療経営士テキスト中級〔一般講座〕 第8巻P18〜20

POINT

償却前利益が借入の元本返済額を上回っている限り、基本的に資金ショートを起こすことはない。

1 赤字の公立病院が存続しているのは、減価償却費があるため

　市立豊中病院（大阪府）は、608床（一般594床、感染14床）の地域医療支援病院。1997（平成9）年11月に現病院となり、15年ほど経過しています。2012（平成24）年3月31日現在、貸借対照表の建物・構築物は163億円。つまり減価償却後の金額でも1床あたり2,660万円（163億円÷613床）で建築されていることになります。1床あたりの建築金額は急性期病院でも1,000〜2,000万円程度とされているので、かなり高額です。減価償却費は費用の中でも大きな割合を占めており、年間の損失4.8億円を大きく上回る13億円の減価償却費が計上されています。

　市立豊中病院が多額の赤字を抱えているのに存続できているのは、減価償却費経常前の償却前利益が8.2億円（13億円−4.8億円）あるからです。減価償却費は現金が支出されない費用であるため、収益から材料費、人件費、経費の合計額を差し引いた8.2億円（168億円−〔38億円+77億円+45億円〕）が病院に内部留保されることになります。償却前

図表1 市立豊中病院の損益計算書（2010〔平成22〕年度）

（単位：億円）

材料費 38億円	収益 168億円
人件費 77億円	
経費 45億円	
減価償却費 13億円	→ 損失 4.8億円

利益が企業債償還額（借入返済額）を上回っている限りは、資金ショートを起こすことはありません。

2 公立病院の差額ベッド割合は３割以下

建築金額が高額な場合、差額ベッドによる特別料金で回収したいところですが、公立病院の場合、全病床に占める差額ベッドの割合は３割以下に制限されています。

「特定機能病院以外の保険医療機関であって、国又は地方公共団体が開設するものにあっては、その公的性格等にかんがみ、国が開設するものにあっては病床数の２割以下、地方公共団体が開設するものにあっては病床数の３割以下としたこと。」（平成22年３月26日厚生労働省保険局医療課長通知）

市立豊中病院の差額ベッド割合は19.4％であり、差額病床数と徴収金額の内訳は図表２の通りです。

図表２ 市立豊中病院の差額病床数と徴収金額

区分	差額病床数（床）	徴収金額（円）
01：個室	2	31,500
01：個室	10	5,200
01：個室	106	11,025
01：個室	15	0
02：２人室	14	0
03：３人室	9	0
04：４人室	436	0
05：５人室以上	16	0

（全許可病床数608床、費用徴収病床数118床、割合19.4％）

3 ４人室以下であれば差額ベッドにすることが可能

市立豊中病院の場合、理論上は、４人室以下であれば特別料金を徴収することが可能です。仮に、15床の個室、14床の２人室、９床の３人室の料金を図表３のように徴収したとしても、差額ベッド割合は25.6％であり、30％以下という要件を満たしています。

新たに徴収することにした38床（156床－118床）のすべてが埋まったと仮定すると、年間の増収額は42,924,000円です。新たに徴収する際に改築費用

をかけたとしても、数年間で回収できる増収額です。

$$\{(5,250円 \times 15床) + (2,100円 \times 14床) + (1,050円 \times 9床)\} \times 365日$$
$$= 42,924,000円$$

図表3 4人室以下の特別料金徴収シミュレーション

区分	病床数（床）	徴収金額（円）
01：個室	2	31,500
01：個室	10	25,200
01：個室	106	11,025
01：個室	15	5,250
02：2人室	14	2,100
03：3人室	9	1,050
04：4人室	436	0
05：5人室以上	16	0

（全許可病床数608床、費用徴収病床数156床、割合25.6％）

4 独立行政法人や社会医療法人の場合は30％超も可

　東京都にある独立行政法人国立病院機構東京病院（560床）の差額ベッド割合は44.1％であり、30％を超えています。

　特定医療法人の場合、差額ベッドは30％以下に制限されますが、独立行政法人や社会医療法人の場合はそのような制限はありません。実際、社会医療法人さつき会袖ヶ浦さつき台病院（千葉県／409床）の差額ベッド割合は40.1％となっています。

> **経営実践のヒント**
>
> - 病院の差額ベッド割合は、地方厚生局のホームページにある「保険外併用療養費医療機関名簿」に掲載されている。近隣の病院の徴収状況を調べることで、自院の差額ベッド割合、徴収料金を検討しよう。

財務会計ポイント10 貸借対照表

国保旭中央病院の貸借対照表を図解する

実務活用度 ★★☆　　　　医療経営士テキスト中級〔一般講座〕第8巻P13〜16

POINT

資産とは、負債、純資産により調達した資金を投下したもの。

1 資産、負債、純資産とは？

　貸借対照表は、いわゆる財務3表（貸借対照表、損益計算書、キャッシュフロー計算書）のうちの1つです。貸借対照表には、資産、負債、純資産があります。貸借対照表を理解するためにはまず、「負債、純資産」と「資産」のグループに分けます。「負債、純資産」とは「どこから資金を調達しているのか」を意味し、「資産」とは「調達した資金を何に使っているのか」を意味します。

　「負債、純資産」は、資金を調達した以上、返済するかどうかが問題になります。借入金や買掛金などの「負債」は将来返さなければならないものです。

図表1　貸借対照表って何？

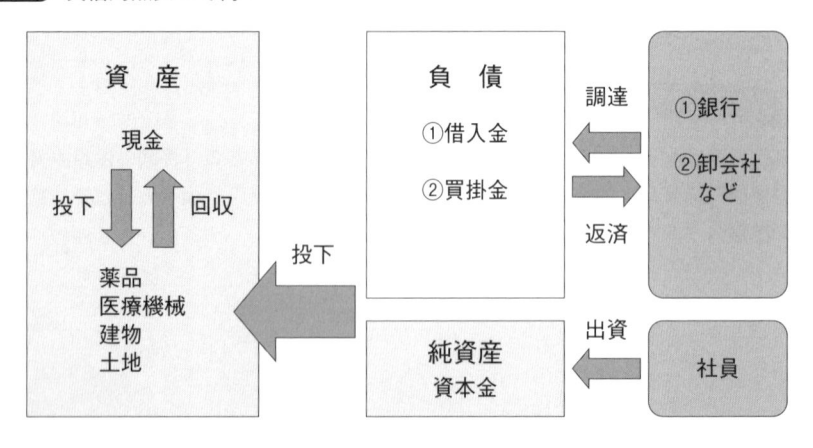

資　産	負　債		
現金 投下 ↓↑ 回収 薬品 医療機械 建物 土地	①借入金 ②買掛金	調達 → ← 返済	①銀行 ②卸会社 など
← 投下	純資産 資本金	← 出資	社員

借入金であれば金融機関に、買掛金であれば薬品・医療材料の卸会社などに返さなければ(支払わなければ)なりません。

一方、資本金などの「純資産」は基本的に将来返す必要はありません。社員から出資を受けた場合も資本金になりますが、社員が退社しない限り返す義務はありません。「純資産」には過去の利益や損失の蓄積分も含まれます。利益の蓄積分は病院の内部留保となり、社員に配当することは医療法で禁止されています。金融機関から調達した資金は、医療機械や建物などに使われます。したがって、調達資金の使途になる薬品、医療材料、医療機械、建物、土地は資産になります。

2 資産が負債を大幅に上回る国保旭中央病院

国保旭中央病院(千葉県／989床〔一般763床、精神220床、感染6床〕、以下、旭中央病院)の貸借対照表を図解すると、**図表2**のようになります。数字の羅列だと資産、負債、純資産の大きさを捉えにくいですが、図解することでそれぞれの規模感がわかります。

旭中央病院は、返済しなければならない負債(25億円)を資産(617億円)が大きく上回っています。借入金、買掛金などの負債を現金預金、医業未収金などの資産により返済できており、超優良病院ということになります。しかし、ここには会計基準のマジックがあります。**市からの繰入や補助金を除いた純資産は、民間病院ベースにするとそれほど大きくありません。**

図表2 旭中央病院の貸借対照表(2011〔平成23〕年3月期)

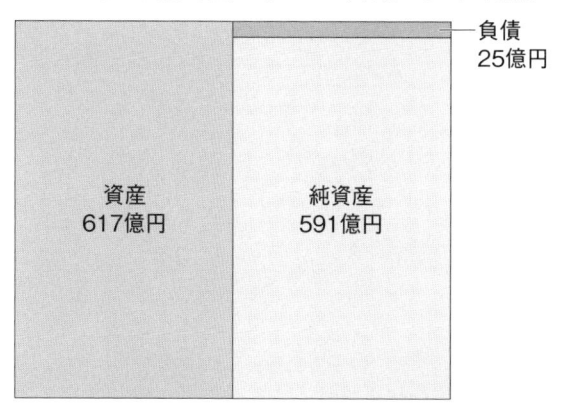

資産 617億円	負債 25億円
	純資産 591億円

> **経営実践のヒント**
> - 貸借対照表を図解することで、どれくらい負債があるか、利益がたまっているか、といった情報を得ることが可能になる。

コラム
隠れ債務とは？

　負債とは、将来返さなければならない返済義務です。すべての返済義務が貸借対照表に計上されているとは限りません。**病院の場合、計上されない代表例は、リース料と退職金で、隠れ債務ともいわれます。**

　リース料は毎月払っているので、債務という感覚はないと思いますが、実は借入金と同じような性質を有しています。クレジットカードの買い物とよく似ています。**分割弁済で資産を購入しているだけなのです。**例えば、CTやMRIなどの医療機械を5年契約でリースした場合、5年でリース会社に分割弁済することになります。支払ったリース料は損益計算書に賃借料として計上されていますが、来年以降に支払うリース料は貸借対照表には計上されないということがあります。

　退職金もリース料と同様に、将来支払うべき債務です。退職金は、将来退職したときに病院から職員に支払われるものです。退職金は退職時に損益計算書に計上されるのみで、貸借対照表には何ら計上されていないということがあります。

財務会計ポイント 11 貸借対照表

貸借対照表を活用するポイントは、前期比較をすること

実務活用度 ★★☆

医療経営士テキスト中級〔一般講座〕 第8巻P33

POINT

資産が増えるとキャッシュにマイナス、減るとキャッシュにプラスの影響。
負債が増えるとキャッシュにプラス、減るとキャッシュにマイナスの影響。

1 経営会議では、あまり重視されない貸借対照表

病院の経営会議では、損益計算書がメインであり、貸借対照表はそれほど説明されないことが多いようです。経営成績（儲かっているかどうか）を表す損益計算書のほうが速報値として関心が高く、財政状態（どこから調達し何に使ったのか）を表す貸借対照表は決算時のみ把握すればよいと考えている人が多いのかもしれません。

貸借対照表は、3月31日や9月30日など一定時点を表しますが、当期の貸借対照表のみではあまり問題点は浮かび上がりません。**貸借対照表を前期比較することにより、資金繰り（キャッシュ）の問題点を把握することが可能になります。**

2 資産の前期比較

貸借対照表のうち**資産（現金預金以外）は、増えるとキャッシュにマイナスの影響を与え、減るとキャッシュにプラスの影響を与えます**。例えば、医業未収金は減るとそれだけ現金預金として回収できていることになるため、キャッシュにプラスの影響を与えます。図表1の例では、いずれも資産が前期に比べて増えています。それぞれ、どのような問題点が想定されるでしょうか。

図表1 資産の前期比較例　（単位：百万円）

勘定科目	前期	当期
医業未収金	200	250
薬品・医療材料	50	100
短期貸付金	120	140

図表2 負債の前期比較例　（単位：百万円）

勘定科目	前期	当期
短期借入金	200	250
長期借入金	50	100
未払法人税等	120	140

> 資産は減っているとプラスの、負債は増えているとマイナスの影響をキャッシュに与えるんだよ。

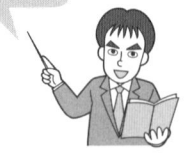

- 医業未収金：国保連合会や支払基金に対する医業未収金が増えている場合、診療の2か月後に確実に入金されるため、特に問題は生じない。一方、患者に対する医業未収金が増えている場合、回収不能になっている可能性がある。
- 薬品・医療材料：在庫が増えている場合、医業収益の伸びにより増えたのか、発注量が増えたのかなどを調査する。長期滞留在庫がある場合には、資産というより死産であり、キャッシュを食いつぶす原因となる。
- 短期貸付金：誰に対する貸付金かを調査する。看護学生に対する貸付金であれば、将来病院に入職してもらうための投資として適性額かどうか。理事長など役員に対する貸付金であれば、いつ回収できるのか、退職金により相殺できるのかを明確にする。

3 負債の前期比較

　貸借対照表のうち、**負債は増えるとキャッシュにプラスの影響を与え、減るとキャッシュにマイナスの影響を与えます**。図表2ではいずれも負債が前期に比べて増えています。例えば、借入金は減るとそれだけ金融機関に返済していることになるため、キャッシュにマイナスの影響を与えます。それぞれどのような影響が想定されるのでしょうか。

- 短期借入金：借入することにより、即金で払うよりは支払いを遅らすことができる。しかし、短期借入金の返済期間は半年（賞与資金）、1年（納税資金）など短い。**短期借入金の増加は、長期借入金の増加よりも資金繰りを圧迫する**。

- **長期借入金**：返済期間が3〜7年（運転資金）、10〜30年（設備資金）と長期に渡り、支払いを先延ばしすることができる。短期借入金を長期借入金に借換することにより、返済額を圧縮することができる。
- **未払法人税等**：未払法人税等（未払いの法人税、住民税、事業税）が増えているということは、それだけ利益が増えていることになる。利益が増えれば自己資本（純資産）の充実を図ることができ、金融機関から高い評価となる。

> **経営実践のヒント**
>
> - 貸借対照表を前年度比較もしくは前月比較することにより、キャッシュへの影響を捉えることができる。キャッシュにマイナスの影響がある場合には、原因を分析する。

> **コラム**
委託が増えると消費税損税が増える？

　公立病院の場合、委託により人件費率を下げていることがよくあります。しかし、消費税率引き上げによる消費税損税が大きな痛手となりそうです。「医事・給食・清掃」を自前でやっている民間A病院と、委託している公立B病院。消費税損税の金額を比較してみます。

〔民間A病院〕
（医業収益はすべて保険診療で消費税非課税。単位は億円）
- ・医業収益　　100
- ・人件費　　　△50
- ・委託費　　　△5
- ・消費税損税→5億円×5％＝2,500万円

　人件費には消費税がかからず、委託費にのみ消費税がかかります。そのため、A病院の消費税損税は委託費にかかる2,500万円になります。

〔公立B病院〕
- ・医業収益　　100
- ・人件費　　　△45
- ・委託費　　　△10
- ・消費税損税→10億円×5％＝5,000万円

　公立B病院は「医事・給食・清掃」を外部委託することにより、人件費率45％（45÷100）でA病院の50％（50÷100）よりも低く抑えています。しかし、委託費の割合がA病院よりも高いため、消費税損税はA病院の倍の5,000万円です。消費税損税は、消費税率が10％になると、この倍の1億円になります。

財務会計ポイント 12 流動固定分類

財務の安全性を高めるためには、どうしたらよいか？

実務活用度 ★★★　　医療経営士テキスト中級〔一般講座〕　第8巻P16〜17、P110〜113

POINT

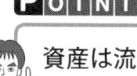

資産は流動資産を増やし、負債は固定負債を増やすことで、財務の安全性が高くなる。

1　金融機関の安全性項目評価では、流動固定分類が重要

　病院が金融機関から融資を受ける際に行われる財務格付け。**財務格付けで重視される指標の1つが「安全性項目」です**。中長期的に安定した経営を行うことができるかどうかを、金融機関から問われるのです。

　図表1のA病院とB病院では、どちらが安全性が高いでしょうか？　A病院、B病院ともに過去の利益の蓄積である純資産が同じ大きさであり、それほど安全性に差がないようにみえます。しかし、資産と負債の構成はA病院のほうが優れており、結果として、安全性が高いのはA病院といえます。

図表1　流動固定分類

A病院

流動資産	現金預金 医業未収金 薬品・材料	買掛金 未払金	流動負債
固定資産	建物、土地 医療機械 長期貸付金	長期借入金 退職給付引当金	固定負債
		純資産	

B病院

流動資産	現金預金 医業未収金 薬品・材料	買掛金 未払金	流動負債
固定資産	建物、土地 医療機械 長期貸付金	長期借入金 退職給付引当金	固定負債
		純資産	

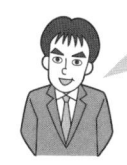

> どっちが安全性の高い病院だと思う？

> どちらも大差ないようにみえるけど……。

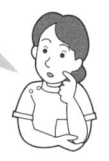

2 流動資産が増えると、資金繰りがよくなる

　A病院は、現金預金、医業未収金といった流動資産がB病院よりも大きくなっています。1年以内に現金預金になるような流動資産が多ければ多いほど、短期的な資金繰りが安定します。

　一方、B病院は建物、医療機械など設備投資を積極的に行っており、1年を超えて現金になる固定資産がA病院よりも多くなっています。固定資産が増えるとそれだけ現金の回収が遅れるため、資金繰りが不安定になります。

　このように、**固定資産よりも流動資産を増やしたほうが、財務の安全性は高くなります**。

3 固定負債が増えると、資金繰りがよくなる

　A病院は、買掛金、未払金といった流動負債がB病院よりも小さくなっています。1年以内に返済しなければならない流動負債が少なければ少ないほど、早期の返済に追われることがなくなります。

　また、A病院は、長期借入金など1年を超えて返済しなければならない固定負債がB病院よりも多くなっています。固定負債が増えるとそれだけ返済を遅らせることができるので、資金繰りが安定します。

　このように、**負債は流動負債よりも固定負債を増やしたほうが、安全性は高くなります**。

図表2　資産と負債の安全性

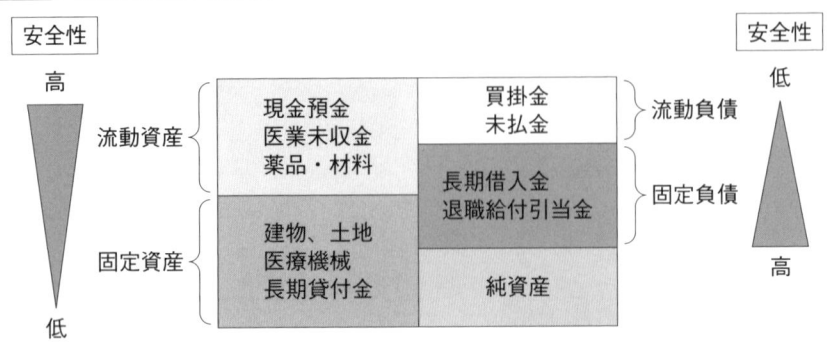

4 流動比率、固定比率、長期固定適合率に応用

　資産を流動資産、固定資産に、負債を流動負債、固定負債に区分することで、流動比率、固定比率、長期固定適合率といった財務分析を行うことが可能になります。

　流動資産が多くなれば（流動負債が少なくなれば）流動比率が高くなり、短期的な資金繰りが改善します。固定資産を所有せずに賃貸やリースなどにすれば、固定比率や長期固定適合率が改善されます。

経営実践のヒント

- 流動比率や固定比率などを前期比較し、改善しているか否かを分析することで、金融機関との融資交渉を有利に進めることができる。

コラム
病床利用率105％ルール

医療法施行規則第10条、保健局医療課長通知において、緊急入院（臨時応急）の場合、許可病床を超えて入院することが認められています。救急のためであれば許可病床の105％まで入院させることができます（いわゆる105％ルール）。

一般病床50床のA病院を例に考えてみましょう。

〔前提〕
・50床のうち5床は救急緊急入院のため常に空けている。
・実質的に満床が45床となっている。
・45人を超える予定入院については断っている（入院を延期している）。
・紹介元の病院には常時何名かの入院待機患者がいる。

許可病床が50床であるから50ベッドまでしか認められないのではなく、実質的には52.5ベッド（50床×105％）まで有することが認められています。あくまで1か月平均で52.5人を超えてはいけないというルールであるため、日によって50人を超えることは問題がないことになります。

5床の余裕分を確保しつつ、105％ルールを運用すると、実質的な満床は47.5床（52.5床－5床）となります。これにより月平均で2.5名（47.5名－45名）多く入院させることができます。入院単価3万円で月平均2.5名増加した場合、月増収額は225万円となります（月入院数を30日と仮定）。

1日入院単価3万円×2.5名×30日＝225万円

財務会計ポイント13 キャッシュフロー計算書

キャッシュフロー計算書のつくり方

実務活用度 ★★☆　　　医療経営士テキスト中級〔一般講座〕 第8巻P30～33

POINT

キャッシュフロー計算書は3区分であり、利益から調整する形で作成するのが一般的。

1 なぜ、キャッシュフロー計算書が重要なのか？

「毎月利益が出ているのに、なぜ資金繰りが悪いのか？」「利益が出ていないのに、公立病院はなぜ倒産しないのか？」といった疑問を持つことがあるかもしれません。損益計算書の月次利益と、月ごとに増えるキャッシュ（現金預金）は同額ではないため、このようなことが発生します。黒字でも倒産することはありますし、赤字でもキャッシュがある限り倒産することはありません。つまり、キャッシュがある限り病院は存続する、ということです。

損益計算書は儲かっているかどうかをみる目安になりますが、キャッシュが残っているかどうかは、キャッシュフロー計算書で確認する必要があります。

2 キャッシュフロー計算書は3区分

キャッシュフロー計算書は、「業務活動のキャッシュフロー」「投資活動のキャッシュフロー」「財務活動のキャッシュフロー」の3区分に分かれます。

業務活動のキャッシュフローは、本業から生じたキャッシュの増減を表し、診療により生じた収入、薬品購入により生じた支出、給料支払いにより生じた支出などが計上されます。

投資活動のキャッシュフローは、固定資産（建物、医療機械、土地など）の取得により生じた支出、売却により得た収入が計上されます。

財務活動のキャッシュフローは、銀行からの借入による収入、銀行への返済による支出などが計上されます。

図表1 キャッシュフロー計算書って何？

```
利益
減価償却費
医業未収金の増加額
棚卸資産の増加額
  ⋮
業務活動のキャッシュフロー合計
```
→ 業務活動のキャッシュフロー
（本業のキャッシュの増減）

```
医療機械の購入額
建物の購入額
投資活動のキャッシュフロー合計
```
→ 投資活動のキャッシュフロー
（固定資産の増減）

```
借入による収入額
借入の返済額
財務活動のキャッシュフロー合計
```
→ 財務活動のキャッシュフロー
（銀行借入・銀行返済）

- キャッシュフローの純増減額
- 期首キャッシュフロー残高
- 期末キャッシュフロー残高

→ 業務活動、投資活動、財務活動により、どれだけキャッシュが増減したかを表示

3 業務活動のキャッシュフローは間接法で作成

　業務活動のキャッシュフローの作成方法には、直接法と間接法があります。
　直接法とは、医業収益などの収入から、薬品・医療材料仕入れや人件費などの支出を直接引いて表示する方法をいいます。直接法では、損益計算書とは無関係に一からキャッシュフロー計算書を作成することになるため、経理担当者の負担が大きくなります。
　間接法とは、損益計算書の税引前当期純利益からスタートし、減価償却費や医業未収金、買掛金、棚卸資産（薬品、医療材料）など、利益とキャッシュのズレを調整していく方法をいいます。例えば、医業未収金が増えると医業収益が増えるため利益はプラスになりますが、未収であるため現金預金が増えたわけではないので、利益に対してマイナスの調整をします。**間接法では、損益計算書と貸借対照表の数字を使用してキャッシュフロー計算書を作成できるため、経理担当者の負担が少なくなります**。病院でも、間接法によ

図表2 貸借対照表との関連

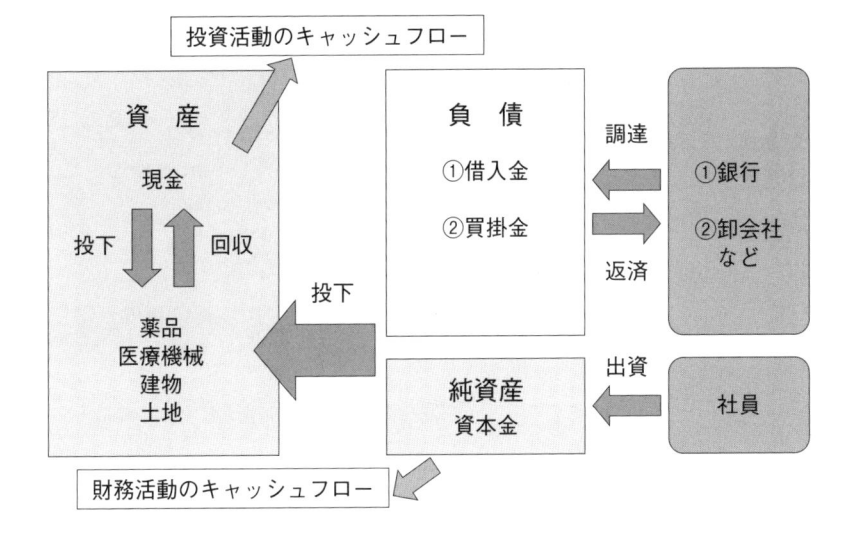

4 貸借対照表との関連

　貸借対照表のうち負債（借入金のみ）や純資産にかかわるキャッシュの増減が、財務活動のキャッシュフローに表示されます。医療法人の社員から追加出資があった場合や、社員に対し出資持分の払戻しをする場合にも、財務活動のキャッシュフローに計上されます。貸借対照表のうち固定資産にかかわるキャッシュの増減が、投資活動のキャッシュフローに表示されます。

5 損益計算書との関連

　損益計算書の収益や費用にかかわるキャッシュの増減が、業務活動のキャッシュフローに表示されます。薬品を卸業者からツケで仕入れた場合、仕入れた時点ではキャッシュフロー計算書には計上されません。あくまで卸業者にツケ（買掛金）を支払った時点で計上されます。

図表3 損益計算書との関連

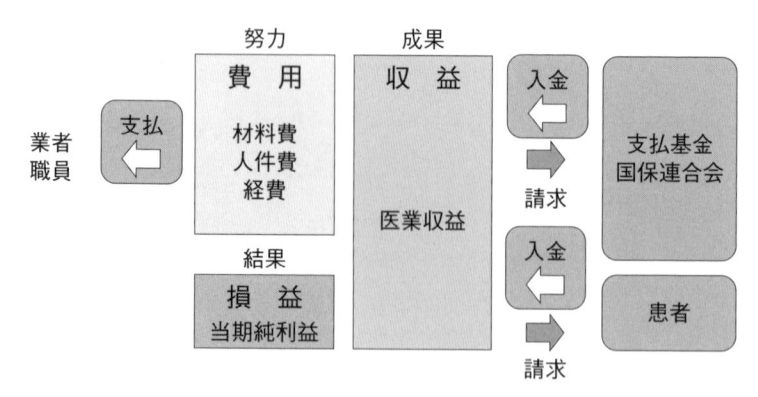

```
            努力        成果
            費 用      収 益      入金
業者   支払   材料費              ←        支払基金
職員   ←    人件費    医業収益   ⇒        国保連合会
            経 費              請求

            結果                 入金
            損 益              ←         患者
            当期純利益          ⇒
                              請求
```

※ ⬅ の部分が業務活動によるキャッシュフロー

● 経営実践のヒント

- 経営会議では、損益計算書を経営成績、貸借対照表を財政状態、キャッシュフロー計算書を資金繰りの分析で使う。

財務会計ポイント14　キャッシュフロー計算書

キャッシュフロー計算書を図解すると、大まかな流れがわかる

実務活用度　★★☆　　医療経営士テキスト中級〔一般講座〕　第8巻P30～33

POINT

キャッシュフロー計算書は、細目にこだわるのではなく、大まかに3区分を図解することで、キャッシュの流れを捉える。

1　キャッシュフロー計算書を図解する

　キャッシュフロー計算書は、貸借対照表、損益計算書と同様に図解することで、借入依存しているのか、設備投資は適正か、本業からキャッシュを十分に生み出しているのか、などキャッシュの大まかな流れを把握することができます。

2　宮崎県立3病院と大阪府立5病院のキャッシュフロー計算書比較

　図表1で宮崎県立3病院（宮崎、日南、延岡）のキャッシュフロー計算書

図表1　キャッシュフロー計算書比較

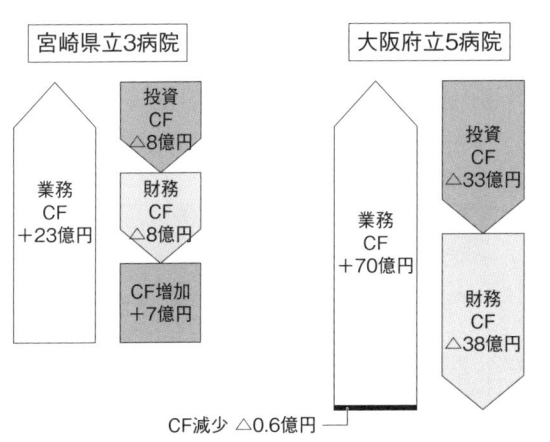

【宮崎県立3病院】
- 業務CF　＋23億円
- 投資CF　△8億円
- 財務CF　△8億円
- CF増加　＋7億円

【大阪府立5病院】
- 業務CF　＋70億円
- 投資CF　△33億円
- 財務CF　△38億円
- CF減少　△0.6億円

矢印が上向きの場合、キャッシュが増加していることを意味し、下向きの場合、キャッシュが減少していることを意味しているんだよ。

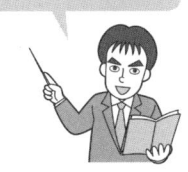

の図解をみる限りにおいては、本業で稼ぎだした23億円の業務キャッシュフロー（CF）の範囲内で投資や借入返済が行われており、極めて健全であるといえます。

一方、大阪府立5病院（急性期・総合医療センター、呼吸器・アレルギー医療センター、精神医療センター、成人病センター、母子保健総合医療センター）は70億円の業務CFを超える投資と借入返済となっており、過去の貯金を取り崩す形になっています。大阪府立5病院は、過大な設備投資と、それに伴う借入返済が資金繰りを圧迫しているのではないでしょうか。

3 増収増益でも業務CFがマイナスの浜松リハビリテーション病院

図表2の浜松リハビリテーション病院（静岡県／180床〔一般136床、療養44床〕）は、社会福祉法人聖隷福祉事業団が浜松市の指定管理者として運営している病院です。2011（平成23）年度は増収増益であるにもかかわらず、本業のキャッシュ増減を表す業務CFがマイナスになっているのはなぜでしょうか。

貸借対照表の前年比をみると、医業未収金などの未収金が前期に比べ900

図表2 増収増益だがキャッシュフローがマイナスの浜松リハビリテーション病院

キャッシュフロー計算書

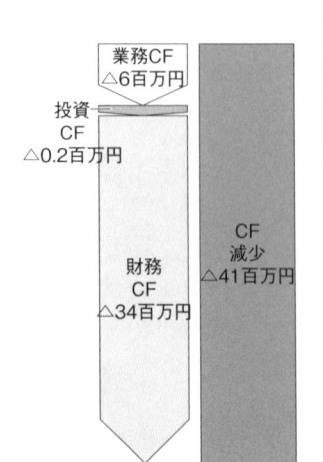

業務CF △6百万円
投資CF △0.2百万円
財務CF △34百万円
CF減少 △41百万円

損益計算書 （単位：百万円）

	2010年度	2011年度	前年比
医業収益	1,715	1,996	+281
損益	14	17	+3

貸借対照表 （単位：百万円）

	2010年度末	2011年度末	前年比
未収金	250	260	+9
買掛金	123	99	△23

増収増益でも資金繰りが悪くなっている場合は、原因を分析しないとね。

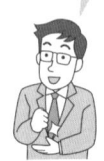

万円増えており、薬品・医療材料の仕入にかかる買掛金が前期と比べ2,300万円減っています。未収金が増えるとそれだけ回収が遅れるということなので、キャッシュのマイナス要因となります。買掛金が減るとそれだけ業者に対する支払いを早めたということなので、これもキャッシュのマイナス要因です。確かに、2011（平成23）年度は1,700万円の利益が出ているのですが、そこから未収金増加分900万円、買掛金減少分2,300万円がいずれも差し引かれるので、ほかの調整もふまえ、結局、業務CFはマイナス600万円となります。

　増収増益というと聞こえはよいのですが、大幅増収は未収金を増やし、キャッシュを痛めてしまうことがあります。

●経営実践のヒント
- 業務CFがマイナスになっている場合は、その要因を損益計算書、貸借対照表から分析する。

財務会計ポイント 15 財務会計、管理会計

管理会計を、経営改善にどう使う？

実務活用度 ★★☆　　　医療経営士テキスト中級〔一般講座〕第8巻P2〜12、P65〜66

POINT

財務会計は公表用、管理会計は内部管理用。管理会計は未来情報が中心。

1 財務諸表は過去の情報がメイン

　財務3表と呼ばれる貸借対照表、損益計算書、キャッシュフロー計算書は、将来を表すデータのようにみえますが、その情報の大半は過去のものです。

・貸借対照表：どのように資金を調達し、何に使ったのか？
・損益計算書：どれだけ儲かったのか？
・キャッシュフロー計算書：資金繰りがどうだったのか？

　財務3表はいずれも過去の状況を表しており、基本的に未来に関する情報はありません。ただし、財務諸表を分析したり、前年度比較をすることによって、将来への意思決定につなげることが可能になります。

・貸借対照表：流動比率が低い場合は、短期借入金を長期借入金に借換し、月々の返済額を圧縮する。
・損益計算書：人件費率が高い（50％を超える）場合は、入院収益を上げて人件費率を下げる。
・キャッシュフロー計算書：営業キャッシュフローが借入返済額を下回っている場合は、上回るように収益増加させる。

　これに診療データをミックスさせると、より具体的な戦略を立てることが可能になります。

- 貸借対照表：入院患者に対する長期未収金を回収することにより、流動比率を高める。
- 損益計算書：病床利用率を5％上げることにより、人件費率を3％下げる。
- キャッシュフロー計算書：紹介率を上げることにより、入院単価、入院患者数ともに増やす。

2 財務会計と管理会計の違い

会計には大きく財務会計と管理会計の2種類あり、財務諸表は財務会計に分類されます。**財務会計と管理会計の違いは、ルールが決められ、外部に報告するか否かです。**

財務会計は、会計処理や表示のルールが病院会計準則や地方独立行政法人会計基準などにより決められており、都道府県や金融機関などに報告することが必要とされています。

管理会計は、基本的に統一されたルールはなく、外部への報告も原則として必要とされません。

図表1 財務会計と管理会計の相違点

	財務会計	管理会計
作成書類	貸借対照表、損益計算書、キャッシュフロー計算書	経営分析資料（診療報酬シミュレーション、投資シミュレーション）
情報の利用者	外部利害関係者（銀行、都道府県）	内部経営管理者
取扱情報の性格	過去情報	過去情報、未来情報
主な会計単位	法人、施設（病院、診療所、老健）	施設、部門（医局、看護部門）、プロジェクト（新築計画、事業計画）
情報の属性	客観性、検証可能性	有用性、適時性
会計期間	年間、中間、四半期	予算（1年）、設備投資（10年）、原価計算（1か月）
貨幣的評価	貨幣	貨幣、物量（点数、単位）

> 財務会計は外部への報告用、管理会計は院内の経営資料として活用するんだよ。

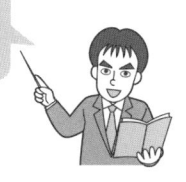

3 管理会計を経営改善に活用する

　経営改善のカギは、財務会計に加え、管理会計の活用です。**管理会計には、診療科目別原価計算のような過去情報だけでなく、診療報酬改定シミュレーションや投資シミュレーションなど、将来への意思決定に役立つ未来情報も含まれます。**未来情報をどう作成するのかは、病院によって異なります。

　緩和ケア病棟20床（平均入院患者数17人と仮定）の月間投資シミュレーションで考えてみましょう。

〔損益シミュレーション〕

・医業収益　　＋25,000,000円
（入院単価44,000円＊×17人×30日＋食事・室料差額等2,560,000円）

・材料費　　　△3,000,000円
・人件費　　　△13,500,000円
・経費　　　　△6,500,000円
・利益　　　　＋2,000,000円

＊緩和ケア病棟入院料は、入院日数に応じて逓減する仕組み。30日以内の入院の場合4,791点、31日以上60日以内の場合4,291点、61日以上の場合3,291点となっている（1点10円、平成24年度診療報酬改定後）。

　このような損益情報だけでなく、借入返済に関する情報をミックスすることで、投資可能額を算定することができます。

〔減価償却費を加えた損益シミュレーション〕

・医業収益　　＋25,000,000円
・材料費　　　△3,000,000円
・人件費　　　△13,500,000円
・経費　　　　△6,500,000円
・利益　　　　＋2,000,000円
　　　　　　　　＋
・減価償却費　＋1,500,000円
　　　　　　　　↓
・償却前利益　＋3,500,000円

> 償却前利益が、借金返済のモトになるってことだね。

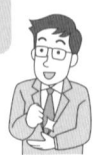

　緩和ケア病棟の利益が月間で200万円見込まれますが、それに減価償却費150万円を加えた350万円が償却前利益（緩和ケア病棟から生み出されるキャ

ッシュ）になります。償却前利益を原資に借入の元本返済がなされるため、目標回収期間（もしくは借入返済期間）により投資可能額が算出されます。

〔目標回収期間〕
・ 5年　350万円×12か月× 5年＝2.1億円
・10年　350万円×12か月×10年＝4.2億円

　目標回収期間を10年とすれば投資可能額が4.2億円。この場合、4.2億円を15年返済で借りても10年で回収終了しているため、返済不能になることはないといえます。金融機関から5年の返済期間を提示された場合、投資可能額は2.1億円となります。5年間は償却前利益のすべてが返済にあてられるため、返済は楽ではありませんが、5年経過後は借入返済がなくなり、投下した資金の回収に移ります。

　上記シミュレーションは病床利用率85％（17人÷20床）を仮定しており、患者の需要が相当数見込まれないと達成不能な予測になります。病床利用率を低めに見積っても、返済できるのかを検討する必要があります。

経営実践のヒント

- 投資シミュレーションは、支出の予測に比べて収入の予測が難しい。できるだけ厳しめに収支を予測する必要がある。

財務会計ポイント16 診療科目別原価計算、人事考課

診療科目別原価計算を、人事考課に有効活用する

実務活用度 ★★☆　　　　医療経営士テキスト中級〔一般講座〕 第8巻P91〜96

POINT

原価計算の目的を明確にすることで、原価計算の対象となる収益や費用の範囲が決まる。

1 原価計算は、実施する目的が最も重要

　原価計算というと、診療科目別原価計算、施設別原価計算、病棟別原価計算など、さまざまな形態があります。経理課で細かく各部門に負担してもらう費用の割合を設定したものの、現場の医師などから反対があり、経営会議で一度使われただけで、その後はお蔵入り……ということが多いかもしれません。手間をかければかけるほど目的が曖昧になり、何のために原価計算をしているのか、わからなくなってきます。

　原価計算で最も重要なのは、実施する目的です。人事考課のためなのか、大まかな業績把握なのか、それとも中医協などへのデータ提出用なのか。大まかな業績把握であれば、各部門に費用を按分する基準を各部門の収益とすることで特に支障は生じません。人事考課のためであれば、考課対象者にとって管理可能な費用のみを集計する必要があります。

2 診療科目別原価計算を、どう人事考課に使うのか？

　診療科目別原価計算を人事考課に用いる事例を考えてみます。図表1は中医協の「医療機関のコスト調査分科会」の資料からの抜粋です。
　ここでは、循環器科、眼科を例にとってみましょう。循環器科、眼科とも赤字であり、医師からはさまざまな意見が出ています。

- **両科の医師**：委託費、設備関係費は全診療科共通の経費も含まれており、多くは医師にとって管理不能なもの。配分されるのは納得できない。
- **眼科の医師**：循環器の材料費率が眼科に比べ著しく高い。削減できる余地はないのか？
- **循環器科の医師**：眼科の人件費率は病院全体の人件費率50％を大きく上回っている。
- **眼科の医師**：そもそも入院単価、外来単価ともに循環器科のほうが高いので、比較にならない。赤字だから眼科を廃止するということか？
- **循環器科の医師**：眼科系疾患を合併症で有する患者もおり、眼科は存続してほしい。

図表1 循環器科と眼科の損益比較
（医業収益を100とした場合の割合）

	循環器科	眼科
材料費率	46％	14％
給与費率	41％	63％
委託費率	5％	10％
設備関係費率	7％	13％
損失率	△2％	△3％

（資料：中医協、平成23年度 医療機関の部門別収支に関する調査報告書）

入院単価の高い診療科は、給与費率が低くなる。

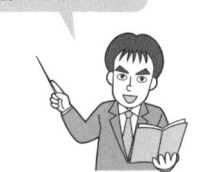

3 医師にとって管理可能な利益とは？

　そこで、診療科目別原価計算を行う際に、医師にとって管理可能（コントロール可能）なデータのみを抽出します。材料費は主に薬品費、医療材料費、医療消耗品費であり、医師が後発医薬品などを選択することによりコントロール可能です。これに対し、人件費や経費（水道光熱費などを除く）は勤務医本人では基本的にコントロールすることはできず、理事長、院長など経営者によって決められるので管理不能なデータとなります。

〔循環器科〕
医業収益	100
材料費	△46
管理可能利益	＋54

〔眼科〕
医業収益	100
材料費	△14
管理可能利益	＋86

　管理可能利益（医師にとって管理可能な利益）であれば、まず赤字になることはありません。いずれの診療科も黒字になるので、モチベーションを低

下させることにはならないでしょう。このデータを参考に、循環器科は材料費を削減すべくカテーテルやステントの価格交渉により力を入れる、眼科はさらに管理可能利益を上げるよう入院単価を上げ材料費率を下げる、などの方策を考えることになります。

● 経営実践のヒント

- 医師や看護師のモチベーションを下げないよう、人事考課では、考課対象者が管理可能な収益や原価のみを集計することが大切。

財務会計ポイント17　会計基準

新しい会計基準が適用されると、どのような影響があるか？

実務活用度 ★☆☆　　医療経営士テキスト中級〔一般講座〕　第8巻P9～12、P38～40

POINT

新しい会計基準を適用した場合、特に影響が大きいのは退職給付引当金、賞与引当金、資産除去債務。

1　公立病院は2014年4月に新会計基準を強制適用

公立病院に適用される地方公営企業会計制度は、1966（昭和41）年以降、大きな改正がなされていません。上場企業などに適用される企業会計基準が国際会計基準をふまえて見直されていることから、すでに新会計基準が適用されている独立行政法人立病院との比較のために、2014（平成26）年度より公立病院にも新会計基準が強制適用されます。新しい会計基準が適用されると、将来、生じる可能性のある費用や損失を早期計上することになるため、黒字だった病院が赤字となったり、潜在的な将来債務が表面化します。医療法人にもこのような新しい会計基準を導入すべく、医療法人会計基準の創設が検討される予定になっています。

2　退職給付引当金、賞与引当金、資産除去債務がポイント

地方独立行政法人立の病院ではすでに新会計基準が適用され、規模が一定以上の場合、監査法人による財務諸表監査を受けています。監査の指摘事項で特に影響の大きいのは「退職給付引当金、賞与引当金、資産除去債務」です。

・退職給付引当金：職員に対し将来支払う退職金の見積り。決算期末時点で全従業員が退職したと仮定した場合の退職金合計。
・賞与引当金：職員に対し次年度支払う賞与のうち当期に帰属するもの。

3月決算で賞与支給対象期間が1月から6月の場合、来年7月支給予定賞与のうち1月分から3月分が引当金として計上。
・**資産除去債務**：賃借している不動産の将来の撤退コスト（原状回復、処理費用など）の見積り。病院の場合、主に定期借地権の原状返還義務、賃借建物にかかわる造作（間仕切り、階段、天井、床などの木工事などによる内装物）の撤去義務（原状回復義務）、有害物質（ポリ塩化ビフェニル、アスベスト）の除去義務などによって発生するコスト。すでに保有している資産に対して資産除去債務を計上する場合、計上される資産除去債務と固定資産計上額との差異は特別損失に計上される。

　いずれの債務も開設主体に限らず発生する可能性があり、監査を受けていない医療法人でも内部管理のために把握したほうがよいかもしれません。費用を早めに計上することで将来の損失に対し、あらかじめ備えることが可能になります。

3 県立多治見病院を例に会計監査後の財務諸表を分析

　地方独立行政法人岐阜県立多治見病院（627床〔一般562床、精神46床、結核・感染19床〕、以下、県立多治見病院）は、2010（平成22）年4月から地方独立行政法人に移行し、「地方独立行政法人会計基準」に準拠した財務諸表を作成しています。図表1（64～65ページ）、図表2（66ページ）の県立多治見病院の財務諸表をふまえ、新しい会計基準を適用するとどのような影響があるのかを考えてみます。

・**破産更生債権等**：患者に対する未収金のうち、連絡がとれず回収の見込みのないものは通常の医業未収金とは区分して経理。全額貸倒引当金を計上し、資産性がないものと評価。
・**退職給付引当金**：7対1の病院であれば、看護師が退職した場合の金額は相当になる。退職金算定の基礎になる看護部の月額基本給平均を40万円、平均勤続年数を10年、退職金対象者数を200人とすると、8億円（40万円×10年×200人）が看護部全体の退職給付引当金になる。
・**資産除去債務**：定期借地契約により病院建物を使用している場合、契約

期間終了時の原状回復にかかるコストがどのくらいかを把握しておく必要がある。
・リース債務：購入ではなくリースの医療機械をメインに使用している場合、新しい会計基準を適用しないと貸借対照表に計上されない。
・控除対象外消費税：消費税が5％から10％になると、控除対象外消費税（いわゆる損税）は倍になる。

> **経営実践のヒント**
> ● 新しい会計基準が義務付けられていなくても、適用するかどうかは法人の任意。費用・損失を早めに計上することで、健全な財務を維持することが可能に。

図表1 県立多治見病院の貸借対照表（2012〔平成24〕年3月31日）

科目	金額			
資産の部				
Ⅰ　固定資産				
1　有形固定資産				
土地		1,204,325,300		
建物	12,149,724,114			
減価償却累計額	▲1,251,480,007	10,898,244,107		
構築物	258,080,338			
減価償却累計額	▲25,200,701	232,879,637		
器械備品	1,897,145,329			
減価償却累計額	▲840,921,037	1,056,224,292		
器械備品（リース）	278,573,400			
減価償却累計額	▲35,280,540	243,292,860		
車両	2,806,875			
減価償却累計額	▲2,498,118	308,757		
建物仮勘定		121,971,429		
その他		3,026,362		
有形固定資産合計		13,760,272,744		
2　無形固定資産				
ソフトウェア		15,649,398		
電話加入権		72,000		
無形固定資産合計		15,721,398		
3　投資その他資産				
長期貸付金		9,800,000		
破産更生債権等	39,909,190		→貸倒可能性の高い債権	
貸倒引当金	▲39,909,190	0		
その他		420,000		
投資その他資産合計		10,220,000		
固定資産合計			13,786,214,142	
Ⅱ　流動資産				
現金及び預金		4,386,507,026		
医業未収金	2,177,284,688			
貸倒引当金	▲14,219,008	2,163,065,680		
未収金		76,765,418		
たな卸資産		118,663,493		
短期貸付金		17,400,000		
前払費用		2,925,450		
未収収益		1,083,618		
流動資産合計			6,766,410,685	
資産合計				20,552,625,827

(単位：円)

科　　目	金　　額			
負債の部				
Ⅰ　固定負債				
資産見返負債				
資産見返寄付金等	2,698,412			
資産見返物品受贈額	144,036,465	146,734,877		
長期借入金		237,400,000		
移行前地方債償還債務		4,285,890,151		
引当金				
退職給付引当金	4,392,862,859		→将来、職員に支払わなければ	
環境対策引当金	57,399,400	4,450,262,259	ばならない退職金	
長期リース債務		196,957,068		
資産除去債務		66,610,253	→借地上の建物の除去にかか	
固定負債合計			る費用見積り	
Ⅱ　流動負債				
運営費負担金債務		189,100,000		
１年以内返済予定長期借入金		33,800,000		
１年以内返済予定移行前地方債償還債務		446,854,484		
医業未払金		300,075,141		
未払金		917,360,676		
１年以内支払予定リース債務		58,500,408	→１年以内に支払わなければ	
未払費用		4,326,268	ならないリース料	
未払消費税等		4,806,200		
預り金		96,541,223		
引当金				
賞与引当金		420,043,540		
流動負債合計			2,471,407,940	
負債合計				11,855,262,548
純資産の部				
Ⅰ　資本金				
設立団体出資金		7,251,718,110		
資本金合計			7,251,718,110	
Ⅱ　資本剰余金				
資本剰余金		1,216,753,162		
資本剰余金合計			1,216,753,162	
Ⅲ　利益剰余金				
積立金		42,669,957		
当期未処分利益		186,221,050		
（うち当期純利益）		(186,221,050)		
利益剰余金合計			228,891,007	
純資産合計				8,697,362,270
負債純資産合計				20,552,624,827

図表2 県立多治見病院の損益計算書(2011〔平成23〕年4月1日～2012〔平成24〕年3月31日)

(単位：円)

科　　目	金　　額		
営業収益			
医業収益			
入院収益	9,774,601,180		
外来収益	3,589,391,763		
その他医業収益	409,413,197		
保険等査定減	▲11,247,705	13,762,158,435	
受託事業等収益		22,286,146	
運営費負担金収益		598,617,000	
補助金等収益		62,639,762	
寄付金収益		192,150	
資産見返物品受贈額戻入		6,247,388	
その他営業収益		5,521,538	
営業収益合計			14,457,662,419
営業費用			
医業費用			
給与費	6,815,952,788		
材料費	3,353,623,640		
減価償却費	1,086,431,407		
経費	2,199,388,925		
研究研修費	35,158,281	13,490,555,041	
一般管理費			
給与費	275,381,855		
減価償却費	25,234,995		
経費	72,958,265	373,575,115	
営業費用合計			13,864,130,156
営業利益			593,532,263
営業外収益			
運営費負担金収益		83,287,000	
寄付金収益		407,850	
財務収益			
受取利息		4,647,429	
貸倒引当金戻入益		7,355,433	
雑益		51,494,664	
営業外収益合計			147,192,376
営業外費用			
財務費用			
支払利息		139,899,231	
控除対象外消費税等		303,038,773	→消費税損税
雑支出		1,736,869	
営業外費用合計			444,674,873
経常利益			296,049,766
臨時利益			
損害賠償保険金		46,700,000	46,700,000
臨時損失			
損害賠償金		46,700,000	
環境対策引当金繰入額		57,399,400	
その他		52,429,316	156,528,716
当期純利益			186,221,050
当期総利益			186,221,050

コラム
新会計基準が公立病院に与える影響

▶公立病院の会計基準が2014年度から改正

　2014（平成26）年度より公立病院に新会計基準が強制適用されます。上場企業などに適用される企業会計基準が国際基準をふまえて見直されている一方、公立病院に適用される地方公営企業会計制度は、1966（昭和41）年以来、大きな改正がなされていません。また、公立病院が地方独立行政法人に移行する事例も増えており、市町村立病院と独立行政法人立病院との比較のためにも、地方公営企業会計基準と企業会計原則に準じた地方独法会計基準との整合を図る必要が生じています。

　2014（平成26）年度に作成する予算や決算には、新会計基準を前提として退職給付引当金、賞与引当金などが追加計上されることになります。**診療報酬のプラス改定により黒字となった公立病院も、2014（平成26）年度から一気に赤字に転落する可能性が高くなります。**

▶資金不足比率が10％以上になると資金調達が困難に

　現金預金が少なく流動比率が低い公立病院の場合、新会計基準の適用により企業債の発行（民間病院でいう長期借入）による資金調達が困難になるおそれがあります。特に、「資金不足比率＊」が10％以上となった場合、企業債の発行が「許可制」となるので、病院の建て替えなどが難しくなります。

＊資金不足比率
・資金不足比率＝資金不足額÷事業規模（医業収益）
・資金不足額＝(流動負債＋建設改良等以外に充てた地方債現在高－流動資産)－解消可能資金不足額（※解消可能資金不足額の控除は財政健全化法のみ）
・資金不足比率20％以上 → 経営健全化計画の策定義務 など
・資金不足比率10％以上 → 企業債の発行が、協議制から許可制へ

財務会計ポイント18 現金主義、発生主義、実現主義

現金主義、発生主義、実現主義の違いと使い分け

実務活用度 ★☆☆　　　　　医療経営士テキスト中級〔一般講座〕 第8巻P25～26

POINT

収益、費用の計上のタイミングによって、現金主義、発生主義、実現主義という言葉を使い分ける。

1 発生主義と実現主義は同義で使われることが多い

顧問税理士がよく使う「現金主義」「発生主義」「実現主義」という会計用語。

　現金主義　vs　発生主義＝実現主義

というように、発生主義と実現主義は同義とし、現金主義と発生主義を対比させて説明することが多いようです。収益や費用をいつ（どのタイミングで）計上するかによって、どの「主義」になるのかが決まります。

2 現金主義は、現金預金の入金時に収益計上

現金主義の場合、現金預金が入ってきたときに収益を計上します。図表1を例にとると、3月1日に3,000円の医業収益、5月20日に7,000円の医業収益が計上されます。

・2013（平成25）年3月 1日（平成24年度）　3,000円の医業収益計上
・2013（平成25）年5月20日（平成25年度）7,000円の医業収益計上

現金主義は、現金預金の入金時に収益を計上するので単純明快なのですが、2012（平成24）年度（2012〔平成24〕年4月1日～2013〔平成25〕年3月31日）に計上すべき医業収益を、2013（平成25）年度に遅れて計上することになります。診療の事実が3月1日時点であったにもかかわらず、その状況が

図表1 現金主義と発生主義の違い

例:救急患者が2013(平成25)年3月1日に来院し、来院時に医療費総額10,000円のうち3,000円を受領し、残金7,000円は支払基金より5月20日に振込を受けた。

	2012(平成24)年度	2013(平成25)年度		
	3月	4月	5月	6月
現金主義	3,000円		7,000円	
発生主義	10,000円			

現金主義だと収益の計上が遅れてしまうのね。

損益計算書に即時反映されないという問題があります。

3 発生主義は、診療のあった時点で収益計上

発生主義の場合、診療という事実があった時点で収益を計上します(図表2)。

・2013(平成25)年3月1日(平成24年度) 10,000円の医業収益計上

発生主義では、2013(平成25)年度に繰り延べることなく、2012(平成24)年度にすべての収益を計上することができます。**発生主義は早めに収益を計上することができるため、経営成績を早期に把握できるという利点があります。**税務上も基本的には発生主義の考え方を採っています。そのため、期中は経理しやすい現金主義で会計処理をし、決算時に発生主義で修正するといった病院もあります。

発生主義は、患者が未払いの場合に問題が生じます。未払いでも、患者の診療を3月1日にした事実は変わらないので、2012(平成24)年度に医療費総額が収益計上されます。その後、患者から回収できないことが判明した時点で、貸倒損失として費用計上します。

図表2 発生主義と実現主義の違い

> 例：救急患者が2013（平成25）年3月1日に来院し、来院時に医療費総額10,000円のうち3,000円を受領することができず、残金7,000円は支払基金より5月20日に振込を受けた。救急患者とはその後連絡がとれない状況である。

	2012（平成24）年度	2013（平成25）年度		
	3月	4月	5月	6月
発生主義	10,000円			
実現主義	7,000円			

発生主義では、払われなくても先に収益として計上してしまうのか！

4 実現主義は、支払いが確実になった時点で収益計上

　患者が未払いの場合、10,000円のうち3,000円は未収のままなので、2012（平成24）年度に収益として計上すべきでないというのが、実現主義の考え方です。実現主義では、患者が支払うことが確実になった時点で初めて収益計上します。そのため、2012（平成24）年度では入金が確実な支払基金分の7,000円のみ収益計上します。

　実務上は、実現主義を厳密に採用しているケースはあまりありません。患者から回収できるか否かをその都度判断するのが煩雑なためです。

・2013（平成25）年3月1日（平成24年度）　7,000円の医業収益計上

経営実践のヒント

- できるだけ早く経営成績を把握するためには、期中から発生主義や実現主義により、収益や費用を計上する必要がある。
- 顧問税理士が月次や決算の説明をする際に、現金主義、発生主義といった用語をよく使うので、それぞれの概要だけでも知っておきたい。

財務会計ポイント⑲ 財務会計、税務会計

財務会計と税務会計の違い

実務活用度 ★☆☆　　　医療経営士テキスト中級〔一般講座〕 第8巻P34〜37

POINT

費用として処理しても、すべて経費になるわけではない。

1 会計上の利益と税務上の利益には差がある

　法人税を支払う医療法人の場合、会計上（財務諸表上）の利益と、税務上（申告書上）の利益（課税所得と呼ばれる）には、通常、差が出ます（公立病院、日赤、済生会などは、もともと法人税を支払う開設主体ではないので、このような問題は生じません）。この差があるため、医療法人は通常、顧問税理士に法人税を支払う基になる法人税申告書などの作成を依頼します。

　医療法人としては費用として考えていても、税務署から経費として認められなければ、支払う法人税が増えます。どのみち費用として計上するのであれば、経費としても認めてほしいと考えるのが経営者の常ですが、経費として認められるには、さまざまな制限があります。

2 収益と益金、費用と損金は、似て非なるもの

　例えば図表1のように、会計上の利益2億円は、収益50億円から費用48億円を差し引くことにより計算されます。これに対し税務上の利益は、益金50億円から損金（いわゆる経費）45億円を差し引くことにより計算されます。費用48億円と損金45億円の差は役員退職金の3億円です。これはどういうことでしょうか？

　理事長退職に伴い3億円を費用として計上したのですが、顧問税理士から退職の実態が乏しいとの指摘を受け、全額経費として処理しないこととなりました。そのため、費用48億円から経費として認められない3億円を差し引

くことにより、損金45億円が算出されます。損金の金額が小さくなるとその分、法人税を支払う基となる課税所得（税務上の利益）が大きくなります。

3 役員退職金と法人税額の関係

法人税額は課税所得に法人税率を乗じることにより計算されます。
役員退職金を経費として処理する場合、法人税額は0.6億円となります。
課税所得２億円×30％＝0.6億円
経費として処理しない場合、法人税額は1.5億円となります。
課税所得５億円×30％＝1.5億円
役員退職金を経費として処理するかどうかで、法人税額が0.9億円も差が出るということです。

役員退職金の支給後、復職する場合には、次の３要件を満たすことで経費として処理することができます。

1 理事として復職する場合は非常勤理事となること。
2 経営会議に出席しない、稟議書にサインしない、代表権のある名称（会長、名誉理事長など）を使わない、など経営に関与しないこと。

図表1 役員退職金が経費として認められないと……

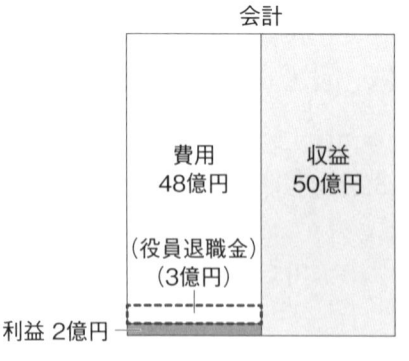

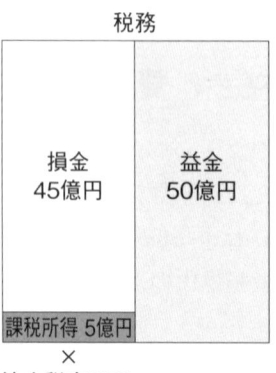

会計
費用 48億円
（役員退職金）（3億円）
収益 50億円
利益 2億円

税務
損金 45億円
益金 50億円
課税所得 5億円
×
法人税率30％
＝
税金1.5億円

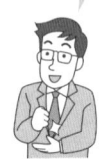

経費として認められないと、課税所得が増え、税金が増えてしまうんだね。

3　退職後給与を50％以上減額すること。

4 経費の判断基準

　領収書を入手すれば、それがすべて経費になるわけではありません。病院の医療事業と関連があるかどうか、社会通念上、不相当に高い金額になっていないか、などの基準により、費用が経費であるか否かが判断されます。

5 税務調査で指摘されるポイント

　医療法人の税務調査において、税務署より経費として認められず、収益の追加計上が求められるのは次のようなケースです。

- 期末・期首の医業収益：今期に計上すべき医業収益を計上していないといった期ズレ。特に返戻のあった医業未収金の再請求分の追加計上。
- 収入の計上漏れ：自動販売機の販売手数料、治験収入など付随的な収益の計上漏れ。仮装、隠蔽として重加算税を課される可能性が高い。
- 前期から大きく変動している項目：役員退職金、貸倒損失など。役員退職金は金額の適正性はもちろんのこと、退職後に実質的な影響力がないかどうかもチェックされる。退職後も経営に関与しているような場合は退職金全額が経費として認められない。
- 役員などの個人的支出：学会、ゴルフ、飲食など。業務との関連性がない場合、給与課税（源泉所得税が個人に課される）され、役員に対する特別な利益供与があったものと認定される。

経営実践のヒント

- 経費にできるか否かを顧問税理士と普段から協議しておくことで、税務調査などによる予期せぬ納税が生じなくなる。

財務会計ポイント⑳ 監事監査

監事監査によって、不正を防ぐ

実務活用度 ★★☆　　　　　　　　医療経営士テキスト中級〔一般講座〕 第8巻P39〜40

POINT⑳

監事の監査は会計だけでなく業務にも及ぶ。経理規程の運用により、現金不正を未然に防ごう。

1 監事の業務

　医療法人の監事というと、年に１回総会に出席するのみで、監査報告は形式的。実質的には、理事の監査機関として機能していないということが多いかもしれません。医療法第46条の４第７項において、監事は主に次の４つの職務を行うものとしています。

〔監事の主な職務〕
1　監事は業務・財産の状況を監査すること。
2　決算日後３か月以内に監査報告書を作成。
3　（必要があれば）業務・財産の状況について理事に意見を述べる。
4　業務・財産の状況に不正や法令違反等があれば都道府県知事等に報告し、必要があれば社員総会等を招集する。

　監査報告書の作成を怠ったり虚偽の内容で作成した場合は、監事自身が医療法第76条の規定により過料（罰金）20万円以下が課せられます。特に、問題になるのは監査報告書の監査結果の（４）です。

〔監事監査報告書からの抜粋〕
監査結果
（１）事業報告書は、法令及び定款（寄附行為）に従い、法人の状況を正しく示しているものと認めます。

（2）会計帳簿は、記載すべき事項を正しく記載し、上記の計算書類の記載と合致しているものと認めます。
（3）計算書類は、法令及び定款（寄附行為）に従い、損益及び財産の状況を正しく示しているものと認めます。
（4）理事の職務執行に関する不正の行為又は法令若しくは定款（寄附行為）に違反する重大な事実は認められません。

2 不正行為の例

　理事の法令・定款違反行為というのはなかなかありませんが、「不正の行為」となると範囲が広く、理事（医療法人）が「不正の行為」を行っている可能性は十分にあります。不正行為の例としては、次のようなものがあります。

- 医療法人の役員、社員等に根拠のない高額な報酬を支払っていないか。
  例：勤務実態のない非常勤理事に対する高額な役員報酬
- 医療法人の運営と関連しない不適切な資金貸付けを行っていないか。
  例：理事長への高額貸付（資金使途が理事長親族の大学授業料など）
- 社会通念上著しく高額な借料の契約を締結していないか。
  例：近隣相場と比較して多額な賃料
- 営利法人に対する出資を行っていないか。
  例：関連会社に対する株式を有している
- 都道府県への相談もなく寄附を行っていないか。
  例：政治団体に対する寄附を都道府県の相談なく行う
- 現金の保管を確実でない有価証券（株式）で行っていないか。
  例：時価の変動の激しい株式を有している

　図表1のような監事監査チェックリストを用いて監査を実施することで、相当程度、業務監査を実施したといえるのではないでしょうか。

3 現金不正を防ぐために

　不正行為のうち現金横領などの現金不正は、病院にとって大きな損失にな

図表1 監事監査チェックリスト例

法人名　　　　　　　　　　　　　　　
実施日　　　　　　　　　　　　　　　
監　事　　　　　　　　　　　　　　　

	番号	監査内容	結果		
			適	否	該当なし
社員・役員	1-1	社員の選任の手続きが定款の定めに従い行われているか			
	1-2	役員の選任の手続きが定款の定めに従い行われているか			
	1-3	選任関係書類が整備されているか			
	1-4	医療法人の役員が営利法人等の役員と兼務していないか			
	1-5	社員・役員は必要な人数を確保しているか			
	1-6	役員変更の都度、都道府県に届出がなされているか （理事長の新任：理事長変更届、役員の変更：役員の変更届）			
	1-7	任期満了後、役員の選任手続きが遅滞なく行われているか			
	1-8	社員・役員名簿を作成しているか			
社員総会・理事会	2-1	会議が、定款に定められた時期および必要な時期に開催されているか			
	2-2	定款により会議の議決事項とされている事項について適正に決議されているか			
	2-3	会議開催の都度、議事録が正確に記録保存されているか			
業務および会計管理（手続）	3-1	定款に定められていない業務を行っていないか			
	3-2	就業規則・給与規程・退職金規程・経理規程が設けられているか			
	3-3	出納責任者と経理担当者が別になっているか			
	3-4	法人の不動産の所有権について登記されているか			
	3-5	法人が土地・建物を賃貸借している場合は、適正な契約がなされているか			
	3-6	現金は、銀行、信託会社に預入もしくは信託し、または国公債もしくは確実な有価証券に換え保管されているか			
	3-7	出納責任者が長期間同じでないか			
	3-8	予算が定款の定めに従い、適正に編成・執行されているか（予算の変更がある場合は社員総会または理事会の同意を得ていること）			
	3-9	剰余金を配当していないか （勤務実態のない役員に多額な報酬支払がないか等）			
	3-10	借入金は社員総会、理事会の議決を経て行われているか			
	3-11	財務制限条項のある借入金はあるか			
	3-12	借入金は事業運営上必要なものであるか・関連会社の債務保証を行っていないか			
	3-13	債権または債務が法人の財政規模に比して過大になっていないか			
	3-14	重要な契約について、その内容を検証したか			
	3-15	医師・看護師は法定人員を上回っているか			
	3-16	会計帳簿が整備され、証憑書類が整理保存されているか			
	3-17	預金口座、通帳は法人名義になっているか			
	3-18	決算手続きは、定款の定めに従い、適正に行われているか			
	3-19	決算と予算との間で、大幅に食い違う科目がある場合は、その原因が究明され、必要な改善措置がなされているか			
	3-20	決算書（案）は社員総会または理事会に諮る前に、監事の監査を経ているか			
	3-21	事業報告書、財産目録、貸借対照表および損益計算書が整備保存されているか			
	3-22	事業報告書等決算に関する書類を各事務所に備え置き、社員・債権者の閲覧に供するようになっているか （正当な理由がある場合を除き閲覧に供しなければならない）			
	3-23	監事の監査報告書は社員総会または理事会に報告後、法人に保存されているか			

	3-24	決算届が毎会計年度終了後3か月以内に都道府県庁になされているか		
	3-25	病院、介護老人保健施設等の患者または入所者から預かっている金銭は別会計で経理し、適正に管理されているか		
	3-26	法人印および代表者印については、管理者が定められているとともにその管理が適正になされているか		
コンプライアンス	4-1	医療法人に役員、社員等に根拠のない高額な報酬を支払っていないか		
	4-2	理事等に対する貸付金はないか		
	4-3	営利法人に対して出資していないか		
	4-4	医療法人が専ら個人として使用する車両等を提供していないか		
	4-5	第三者の借入のための担保を医療法人が提供していないか		
	4-6	全従業員対象の福利厚生以外のゴルフ会員権・リゾート会員権の購入はないか		
	4-7	都道府県へ相談のない多額の寄附はないか		
	4-8	債務超過になっていないか		
	4-9	医療法人と理事長個人の間で取引がある場合、特別代理人を選任し契約を締結しているか		
	4-10	福利厚生施設等の利用規定は整備され、周知されているか		
登記	5-1	登記事項に変更があった場合、変更登記が行われているか（登記事項：名称、主たる事務所、目的等、理事長の氏名・住所、資産の総額）		
	5-2	理事長の登記（再任を含む）がなされているか		
	5-3	変更登記後の登記事項変更届はその都度、都道府県に提出されているか		

ります。病院における現金などの不正を防ぐためにはどうしたらよいのでしょうか？　経理規程を作成し運用することで、ある程度の不正の防止につながります。経理規程が運用されているかどうか、監事の監査を受けることでより実効性が高まります。

〔経理規程の例〕

　第○条（改廃）

　この規程は、理事会の決議により、改廃する。

　　→経理規程は経理部長など現場が決めるものではなく、あくまでも経営幹部で決定する。経営環境の変化（事務員の増員等）に応じ改定する。

　第○条（担当者）

　金銭出納担当者は、会計帳簿記帳担当者と兼任することはできない。

　　→長期間、同じ担当者であると不正の確率は高まる。出納担当者と経理担当者を別にすることで相互牽制が働く。

　第○条（金銭の支払い）

　出納担当者は、金銭を支払う場合、請求書又はその取引を証する書類を添付した会計伝票を作成し、出納責任者の承認を得て、これを行う。

→使途不明金をなくす。請求書や領収書の改ざんも考えられるので、出納責任者は証憑書類を随時チェックする。

第○条（残高照合）
2　預金は、月末に金融機関より残高証明書を入手し、帳簿と照合し、差異がある場合、銀行勘定調整表を作成しなければならない。
→帳簿の残高と、預金通帳や金融機関の残高がズレていることがある。差異がある場合には原因を究明をする。

経営実践のヒント

- 監事を活用することにより、現金横領などの不正行為を事前に防止することができる。

第2章

資金調達 編

融資交渉を有利に進めるための金融基礎知識

> 病院と患者の間には、情報の非対称性がある（情報に格差がある）といわれますが、病院と金融機関も同様です。金融機関と上手につきあうためには、「ハネ資金」や「歩積両建預金（ふづみりょうだてよきん）」といった業界用語を理解することから始めましょう。

＊本書では便宜上、都市銀行、地方銀行、信用金庫を「銀行」とし、「銀行」に福祉医療機構を含めたものを「金融機関」とする。

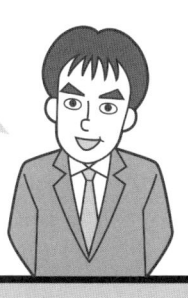

資金調達ポイント **1**　中小企業金融円滑化法（モラトリアム法案）

中小企業金融円滑化法の終了により、リスケジュールが困難になる？

実務活用度　★★☆　　　　　　　　　　　　　　　　　　医療経営士テキスト中級　－

POINT

中小企業金融円滑化法（モラトリアム法案）は、2013（平成25）年3月末で終了。リスケができないと、資産の差し押さえなどにつながることもあるので要注意！

1　中小企業金融円滑化法が終了すると、どうなる？

　中小企業金融円滑化法は、金融機関が資金繰りに苦しむ中小の医療機関の返済猶予に応じるよう努力することを定めた法律です。亀井静香元金融相が唱えたことから、「亀井法」とも呼ばれています。

　この法律は、2013（平成25）年3月31日で期限切れとなりました。中小企業金融円滑化法を適用することによりリスケジュール（借入元本返済額の猶予、以下、リスケ）を行っていた医療機関は、2013（平成25）年4月1日以降、どうなるのでしょうか？

2　更新できず、資産の差し押さえなどにつながることも

図表1　中小企業金融円滑化法の概要

項目	詳細
金融機関の努力義務	金融機関＊は、中小企業または住宅ローンの借り手から申し込みがあった場合には、貸付条件の変更等を行うよう努める。
対象中小企業の範囲	従業員数300人以下の医療法人、個人診療所
法律の期限	2013（平成25）年3月31日

＊金融機関とは、銀行・信金・信組・労金・農協・漁協およびその連合会、農林中金。福祉医療機構等の政府関係金融機関等についても、貸付条件の変更等に柔軟に対応するよう努めることとされている。

　リスケできる期間は一般に6か月から1年なので、随時、リスケの更新を行わなければなりません。中小企業金融円滑化法が施行されている間は、金融機関の努力義務によりリスケの実行・更新をスムーズに行うことができました。しかし、中小企業金融円滑化法終了後は、リス

ケを今まで通り更新できる医療機関と、経営改善が見込めず更新できない医療機関に分かれます。

　リスケの更新ができない場合、医療機関は返済を再開しなければなりません。返済の再開が困難な場合、金融機関は不良債権処理の段階に入ります。信用保証協会保証付き融資であれば、医療機関に代わり、保証協会が代位弁済することになります。**プロパー融資（保証協会の保証のない融資）**であれば、**サービサー（債権回収会社）**への売却、連帯保証人への取り立て、担保の競売、医療機関の資産の差し押さえなどをすることになります。

　10億円の借入金を有する医療法人を例に、プロパー融資のサービサーへの売却について考えてみます。借入金が不良債権化すると10億円の価値がなくなり、金融機関からサービサーへ5,000万円で売却されます。これにより、医療法人に対する債権が金融機関からサービサーに移ります。

　　　　　　　　　　〔債務者〕　　〔融資金額〕　　　〔債権者〕
・サービサー売却前：医療法人　←　　10億円　　　←　　金融機関
・サービサー売却後：医療法人　←　5,000万円　　←　　サービサー

　サービサーは5,000万円を回収すべく、医療法人や連帯保証人と交渉を開始し、月250万円・返済期間20か月の返済で妥結。20か月経過した時点でサービサーの買取金額である5,000万円を返済できたので、サービサーは医療法人より債権を3,000万円で買い取ることに合意します。

　この場合、金融機関、サービサー、医療法人にはどのようなメリットがあるのでしょうか？

・**金融機関**：9億5,000万円（10億円－5,000万円）を貸倒損失として経費に。
・**サービサー**：5,000万円で買った債権の元本を全額回収し、3,000万円で売却したため、3,000万円利益に。
・**医療法人**：10億円の借金が、サービサーに総額8,000万円支払うことにより債務返済完了。

　医療法人としては借金が大幅減額となり、デメリットがないようにみえますが、担保となった不動産を競売されたり、連帯保証人の資産を取り立てら

れたりします。また、債務返済が完了しても新規融資を受けることが極めて困難になります。

3 病院のM&Aが活発化する?!

　中小企業金融円滑化法の適用対象は、従業員数300人以下の医療法人（病院は100床前後の規模）や、個人診療所です。

　病院や診療所で中小企業金融円滑化法の適用を受けていて、リスケを更新できない場合は、2013（平成25）年4月以降、売買案件になる可能性が高まります。同じ二次医療圏内の病院であれば、買収により増床することも可能なため、医療機関のM&Aが活発になることも予想されます。

> **経営実践のヒント**
> ● 2013（平成25）年4月以降、中小企業金融円滑化法を適用している医療機関では、債務返済不能となり、M&Aの対象になる病院が出てくる可能性がある。

資金調達ポイント 2 福祉医療機構、銀行

自院の金融機関別融資残高シェアで、取引先銀行を決める

実務活用度 ★★☆   医療経営士テキスト中級〔一般講座〕 第9巻P17〜21

POINT

長期資金調達は、福祉医療機構と銀行を併用する。銀行との取引は、特定の銀行だけでなく、複数の銀行と行うようにしよう。

1 抵当権の優先順位は、福祉医療機構→銀行

　病院の長期資金調達は、福祉医療機構を中心とし、不足額を銀行からの借入やリースで対処するというのが基本です。福祉医療機構と銀行を併用する上で最も注意すべき点は、銀行の抵当権が後順位になるということです。

　福祉医療機構が病院に融資を行う場合には、福祉医療機構が第1順位の不動産担保を設定することとされています。銀行は第2順位の担保設定となります。福祉医療機構の債権回収時に不動産を処分して残額がなくなった場合、銀行は債権回収することはできません。そのため、銀行は理事長の自宅の担保提供や、診療報酬債権に譲渡担保を設定することがあります。

2 福祉医療機構以外の主な取引銀行は、都市銀行、地方銀行、信用金庫

　福祉医療機構以外に、どのような銀行と取引をしたらよいのでしょうか。地元の地方銀行のみと取引している病院が多いかもしれませんが、あまりお勧めできません。理想は、都市銀行、地方銀行、信用金庫の併用です。

　図表1にあるように、単一の銀行と取引をすると、金利が高くなったり、返済期間が短くなることがあります。一方、複数の銀行と取引をすると、各銀行間で競争原理が働き、金利や返済期間で有利な交渉を行うことができます。

図表1 複数の銀行と取引すると……

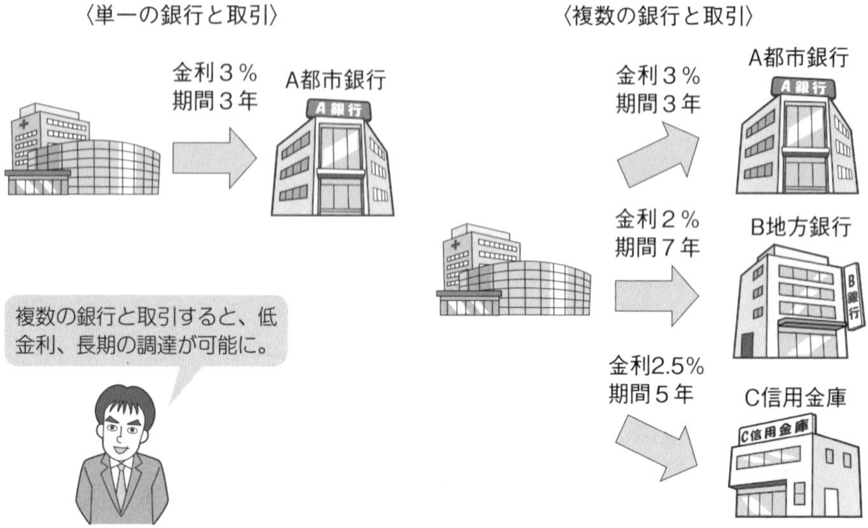
〈単一の銀行と取引〉
金利3％
期間3年
A都市銀行
A銀行
〈複数の銀行と取引〉
金利3％
期間3年
A都市銀行
A銀行
金利2％
期間7年
B地方銀行
B銀行
金利2.5％
期間5年
C信用金庫
C信用金庫
複数の銀行と取引すると、低金利、長期の調達が可能に。

3 金融機関別融資残高表でわかる融資スタンス

図表3のように、金融機関ごとの融資残高表を作成し融資シェアを時系列で並べてみると、どの金融機関が自院への融資に対して積極的で、どの金融機関が消極的か、傾向がみえてきます。

X銀行は、A病院にとって、福祉医療機構を除いた金融機関の中で最も融資残高が大きいメインバンク。プロパー融資は順調に減っている一方で、信用保証協会付き融資が増えています。X銀行は、新規融資を自らほとんど貸倒れリスクを負わない信用保証協会の保証付き融資で行っていることから、

図表2 各金融機関の特徴

金融機関	特徴
都市銀行	・東京や大阪を拠点にする。 ・支店が全国各地の都市にある。 ・大規模な融資にも対応。 ・財務状況の悪化により融資スタンスが急に変わることがある。
地方銀行	・主に地方を拠点にする。 ・病院のメインバンクになることが多い。
信用金庫	・取引は診療所がメインだが、病院と取引する場合もある。 ・出資持分のない社団医療法人の場合、常勤の従業員数が300人を超えていると信用金庫と取引をすることができない（信用金庫法第7条）。

A病院に対する融資スタンスを厳しくしているといえます。Y銀行は、自ら貸倒れリスクを負うプロパー融資を増やしており、A病院に対するシェアを拡大する意図がうかがえます。

別の事例で考えてみましょう。ある銀行に対するプロパー融資残高のピークが1億円だとします。その後、借入返済を順調に行い、5,000万円まで減ったとします。ここで、5,000万円の融資を申し込み、審査の結果が3,000万円だとすると、ピーク時の融資残高1億円に達しないため（5,000万円＋3,000万円＜1億円）、銀行の自院に対する融資スタンスが厳しくなっていると判断することができます。

図表3 A病院の金融機関別融資残高表 （単位：千円）

	融資の種類	2012年3月末	シェア	2013年3月末	シェア
X銀行	プロパー	332,456	22.0%	291,844	20.3%
	保証協会付き	21,674	1.4%	32,567	2.3%
			23.4%		22.6%
Y銀行	プロパー	32,000	2.1%	54,500	3.8%
	保証協会付き	0	0.0%	0	0.0%
			2.1%		3.8%
Z信用金庫	プロパー	121,300	8.0%	114,000	7.9%
	保証協会付き	0	0.0%	0	0.0%
			8.0%		7.9%
福祉医療機構	プロパー	1,005,000	66.4%	945,000	65.7%
	保証協会付き	0	0.0%	0	0.0%
			66.4%		65.7%
	合計	1,512,430		1,437,911	

経営実践のヒント

- 信用保証協会付き融資が増えてくれば、金融機関は消極姿勢。プロパー融資が増えてくれば、金融機関は積極姿勢。

資金調達ポイント❸ 金融機関の安定性

金融機関の安定性を知るためには、貸出金残高をみる

実務活用度 ★☆☆　　　　　　　　医療経営士テキスト中級〔一般講座〕第9巻P29〜30

POINT

万が一、金融機関が破綻したら、資金調達に深刻な影響が。新規取引先は、金融機関の貸出金残高から検討しよう。

1 金融機関の経営安定性の把握が重要

　病院が金融機関に返済する中途で借入先の金融機関が破綻したとしても、債権者が継承する金融機関に代わるだけなので、一括返済する必要は基本的にありません。しかし、継承する金融機関が、相談中の案件の継続や病院の新規融資をするかどうかは、金融機関の判断によりケースバイケースです。そのため、借入先となる金融機関の経営安定性についても把握しておく必要があります。

2 金融機関規模は、貸出金残高を目安に

　安定性をみる基準の1つとして、金融機関の規模が挙げられます。また、金融機関の貸出金残高は、取引先や、金融機関別融資残高シェア割合などを考える際の判断材料にもなります。例えば、**数十億円規模の設備投資にかかる融資の場合、規模の大きい都市銀行をメインに、地方銀行を組み合わせる。数億円の賞与資金の融資の場合、地方銀行のみから借り入れる**といった具合です。

　2011（平成23）年度末時点で、貸出金残高が大きい上位3行は、都市銀行です。

〔主な都市銀行の貸出金残高〕
　　・三菱東京UFJ銀行　69兆円

図表1 地方銀行と第二地方銀行の違い

	地方銀行	第二地方銀行
共通点	地域に密着した経営を行う	
相違点	・全国地方銀行協会に所属 ・取引先は比較的規模の大きい中堅クラスの企業が多い	・第二地方銀行協会に所属 ・前身は中小企業専門金融機関の「相互銀行」 ・取引先は比較的規模の小さな中小・零細企業が多い

・三井住友銀行　　　56兆円
・みずほ銀行　　　　32兆円

　都市銀行の次に規模が大きいのは地方銀行、次いで信用金庫というのが一般的です（地方銀行と第二地方銀行の違いは図表1参照）。

　千葉県では下記のようなシェアとなります。

　千葉銀行がダントツのシェアで、その後、京葉銀行、千葉興業銀行と続いています。病院の場合、1兆円を超える貸出金残高の銀行と取引することが多く、診療所の場合、信用金庫をメインに取引することが多いようです。

〔千葉県の地方銀行シェア〕
　・千葉銀行（地方銀行）　　　7兆5,817億円
　・京葉銀行（第二地方銀行）　2兆5,224億円
　・千葉興業銀行（地方銀行）　1兆6,161億円

〔千葉県の信用金庫〕
　・千葉信用金庫　　　　　　　5,255億円
　・東京ベイ信用金庫　　　　　3,118億円
　・銚子信用金庫　　　　　　　1,564億円
　・佐原信用金庫　　　　　　　　605億円
　・館山信用金庫　　　　　　　　600億円

　地方銀行は、信用金庫よりも規模が大きいイメージがありますが、京都府の場合、地方銀行と同規模の京都信用金庫、京都中央信用金庫があります。

〔京都府の地方銀行〕
　・京都銀行　　　　　　　　　　　4兆　658億円
〔京都府の信用金庫〕
　・京都信用金庫　　　　　　　　　2兆1,408億円
　・京都中央信用金庫　　　　　　　1兆5,141億円
　・京都北都信用金庫　　　　　　　　　3,706億円

● 経営実践のヒント

- 複数の金融機関と取引する場合には、貸出金残高に応じて、それぞれの借入額を検討してみよう。

資金調達ポイント ④　財務格付け

病院の財務格付けで重視される「返済能力」と「安全性」

実務活用度 ★★★　　医療経営士テキスト中級［一般講座］　第8巻P103〜107、第9巻P102〜113

POINT

銀行によって財務格付けの基準は異なるが、財務諸表の数字に基づく「定量要因分析」については、概ね同じような基準で評価。

1 定量要因分析の方法

　某都市銀行の定量要因分析を、A病院の財務諸表（2012〔平成24〕年度）を例に行ってみます。

図表1 定量要因分析による財務格付けと、A病院の結果（2012〔平成24〕年度）

定量要因		計算方法	配点	A病院の結果	A病院の点数
安全性項目（配点計34点）	自己資本比率	自己資本／負債・純資産合計	10	30.3%	6
	ギアリング比率	有利子負債／自己資本	10	150.0%	6
	固定長期適合率	固定資産／（自己資本＋固定負債）	7	93.3%	1
	流動比率	流動資産／流動負債	7	266.7%	7
収益性項目（配点計15点）	売上高経常利益率	経常利益／売上高	5	0.8%	1
	総資本経常利益率	経常利益／総資産	5	0.7%	1
	収益フロー		5	3期黒字	5
成長性項目（配点計25点）	経常利益増加率	（今期経常利益－前期経常利益）／前期経常利益	5	4.5%	0
	自己資本額（円）		15	1,000,000	1
	売上高（円）		5	3,000,000	0
返済能力（配点計55点）	債務償還年数（年）	有利子負債／償却前経常利益	20	6.73	11
	インタレスト・カバレッジ・レシオ（倍）	（営業利益＋受取利息＋配当金）／支払利息	15	1.46	3
	キャッシュフロー額（円）	営業利益＋減価償却費	20	260,000	2
定量要因計			129		44
100点法による採点			100		34.1

図表2 A病院の財務諸表　　　（単位：千円）

	2011年度	2012年度
売上高	2,980,000	3,000,000
減価償却		200,000
営業利益		60,000
受取利息		10,000
配当金		3,000
支払利息		50,000
経常利益	22,000	23,000
償却前経常利益		223,000
流動資産		2,000,000
固定資産		2,800,000
流動負債		750,000
有利子負債		1,500,000
固定負債		2,000,000
自己資本	690,000	1,000,000
総資産	3,200,000	3,300,000

定量要因には大きく、安全性、収益性、成長性、返済能力があり、満点129点のうち最も配点が高いのは返済能力の55点、次いで安全性の34点となります（図表1）。都市銀行の財務格付けは大企業を前提としているので、病院の場合、自己資本額や売上高で点数が高くなることは、通常ありません（図表3）。

A病院の財務諸表（図表2）を基に計算すると自己資本比率は30.3％（1,000,000千円÷3,300,000千円×100％）です。これは、スコアリングシート（図表3）では「30％以上」となるため、点数は6点となります。同様にほかの定量要因も点数を付け合計した点数44点は129点満点を前提としているので、100点満点ベースに換算すると34.1点。図表4の点数では「25以上」となるので、格付けは「6」になります。

格付けが「7」になると、正常先から要注意先となり、金利が大幅に上が

図表3 スコアリングシート

定量要因	配点	20	19	18	17	16	15	14	13	12
1．安全性項目										
自己資本比率	10									
ギアリング比率	10									
固定長期適合比率	7									
流動比率	7									
2．収益性項目										
売上高経常利益率	5									
総資本経常利益率	5									
収益フロー	5									
3．成長性項目										
経常利益増加率	5									
自己資本額	15						1000億円超			1000億円以下
売上高	5									
4．返済能力										
債務償還年数	20	1年以内			3年以内			5年以内		
インタレスト・カバレッジ・レシオ	15						5倍超			5倍以内
キャッシュフロー額	20	1000億円超		1000億円以下		700億円以下		500億円以下		300億円以下

ります。中小企業に位置付けられる病院の場合、基本的に格付けは4から6の範囲にあれば正常先として評価されます。最も高い財務格付けの病院でも、3が最高値となります。

2 定量要因の項目

主な定量要因は、次の通りです。

安全性項目

1．自己資本比率

自己資本比率とは、**総資産に占める自己資本の割合**をいいます。自己資本比率が高いほど負債が少なく、運転資金が内部留保資金で賄われていることになるので、健全な経営であるといえます。自己資本比率を上げるためには、不良資産の売却などにより総資産を圧縮する、利益を計上し自己資本を充実させる、などが必要になります。**自己資本比率の目標値は30％以上。**

2．ギアリング比率（負債比率）

ギアリング比率は負債比率とも呼ばれ、自己資本に対する有利子負債（借

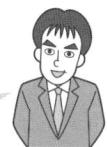

第2章 資金調達編 融資交渉を有利に進めるための金融基礎知識

> スコアリングシートと財務諸表を使うと、病院の格付けがわかるよ。

11	10	9	8	7	6	5	4	3	2	1	0
	60%以上	50%以上	40%以上	35%以上	30%以上	25%以上		20%以上		15%以上	15%未満
	50%以内			100%以内		150%以内		200%以内		250%以内	250%超
			50%以内		60%以内			80%以内		100%以内	100%超
			160%以上		140%以上			120%以上		100%以上	100%未満
						4%以上	3%以上	2%以上	1%以上	1%未満	マイナス
						3%以上		1%以上		1%未満	マイナス
						3期連続黒字		2期連続黒字			その他
						30%以上	20%以上	15%以上	10%以上	5%以上	5%未満
	700億円以下		500億円以下	300億円以下	100億円以下	70億円以下	50億円以下	30億円以下	10億円以下	5億円以下	債務超過
						3000億円以上		1000億円以上	500億円以上	100億円以上	100億円未満
7年以内			9年以内			12年以内		15年以内	20年以内	20年超	マイナス
	4倍以内		3倍以内	2.5倍以内	2倍以内		1.75倍以内	1.5倍以内	1.25倍以内		1倍未満
	100億円以下		70億円以下		50億円以下		30億円以下		10億円以下		マイナス

図表4 某都市銀行の財務格付け （100点法による採点）

点数	格付け	格付け内容
90以上	1	リスクなし
80以上	2	ほとんどリスクなし
65以上	3	リスク些少
50以上	4	リスクがあるが良好水準
40以上	5	リスクがあるが平均的水準
25以上	6	リスクがやや高いが許容範囲
25未満	7	リスクが高く徹底管理
警戒先	8	現在債務不履行
延滞先	9	債務不履行でメドたたず
事故先	10	履行のメドまったくなし

格付けが「7」よりも下になると、金利が大幅に上がってしまうから要注意なのね。

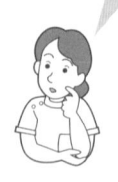

入金）の割合をいいます。比率が高くなると負債の返済が不能になるリスクが高まります。ギアリング比率を下げるためには、借入金の返済により有利子負債（借入金）を削減する、利益計上による内部留保の拡大、などが必要になります。**ギアリング比率の目標値は150％以内。**

3．固定長期適合率

固定長期適合率とは、**自己資本と固定負債（主に長期借入金）の合計に対する固定資産の割合**をいいます。金融機関から返済期間10年間の長期設備融資を受け、耐用年数10年の医療機械１億円を取得すると返済計画に無理がありません。これに対し、返済期間３年間で同じ医療機械を取得すると、10年で返済する場合と比べ、返済に窮余することになります。固定長期適合率が低ければ、固定資産が長期返済資金によって購入されていることになり、無理のない返済が行われていることになります。**固定長期適合率の目標値は60％以内。**

4．流動比率

流動比率とは、**流動負債に対する流動資産の割合**をいいます。流動比率が100％を割っているということは、新たな借入をしなければ、１年以内に支払い不能となることを意味しています。流動比率を上げるためには、現金預金を増やす、短期借入金から長期借入金に借り換える、などが必要になります。**流動比率の目標値は140％以上。**

収益性項目

1. 売上高経常利益率
　売上高経常利益率とは、医業収益（売上）に対してどれだけ経常利益を上げているかを表す指標です。経常利益は、病院の営業活動だけでなく、財務活動も含めた利益をいいます。売上高経常利益率の目標値は3％以上。

2. 総資本経常利益率
　総資本経常利益率とは、総資本に対する経常利益の割合を示す指標です。病院が投下した資本に対して、どれだけの利益を生み出したかを測定するものです。最低限、金融機関の定期預金の金利を上回っておきたいところです。総資本経常利益率の目標値は1％以上。

3. 収益フロー
　黒字経営が続けば、それを評価する項目も存在します。収益フローの目標は3期連続黒字。金融機関は1期のみ黒字を出しただけではあまり評価せず、直近3期の状況をみて評価します。収益フローの目標値は3期連続黒字。

成長性項目

1. 経常利益増加率
　前期と今期の経常利益を比較して、成長性のうち規模の拡大を測定するための指標です。経常利益増加率の目標値は5％以上。経常利益増加率が高くなりすぎると、未収金増加、法人税増加などにより資金繰りが悪化することがあるので、注意が必要です。

2. 自己資本額
　規模が大きいほうが有利な項目ですが、病院の場合、限界があります。債務超過でなければ、自己資本比率を30％以上にするまで上げたいところです。

3. 売上高
　自己資本額ほどではありませんが、これも病院の規模が大きいほうが有利な項目です。

返済能力

1. 債務償還年数
　債務償還年数とは、有利子負債（割引手形除く）をキャッシュフローで割

り、返済するまで何年かかるかを測る指標です。キャッシュフローは、ここでは減価償却費と営業利益の合計であり、借金の返済原資となります。債務償還年数が10年を超えると、返済能力に不安があることになります。債務償還年数を短縮するためには、営業利益を増やす、借入を返済する、といった対応が必要になります。債務償還年数の目標値は7年以内。

2．インタレスト・カバレッジ・レシオ

　インタレスト・カバレッジ・レシオとは、営業利益と受取利息の合計が、支払利息・割引料の何倍あるかを示すもので、利息支払能力を測る指標です。この数値が低いと、利益から利息も満足に支払えない状況といえます。逆に高い場合には、借入返済の安全度が高く、金利負担能力が高いことを示します。インタレスト・カバレッジ・レシオの目標値は4倍以内。

3．キャッシュフロー額

　キャッシュフロー額とは、減価償却費と営業利益の合計です。

3 定量要因をいかに利用するか

　A病院の格付けを上げるためにはどうしたらよいのでしょうか。

　A病院で特に点数が低いのは、安全性項目と返済能力です。安全性項目の点数を上げるためには、利益を計上し自己資本を充実させるとともに、借金を減らす必要があります。返済能力の点数を上げるためには、返済の原資となる償却前利益を増やす必要があります。

●経営実践のヒント

- 銀行の財務格付けの基準を知ることが、資金調達を円滑に行うためのポイント。

資金調達ポイント 5　貸借対照表

資産の回収可能性が問われる貸借対照表

実務活用度 ★★★　　医療経営士テキスト中級〔一般講座〕　第9巻P34〜36

POINT

貸借対照表の「純資産」から「資産の回収不能分」を差し引いたのが「実質純資産」。つまり、実質純資産＝純資産－資産の回収不能分。

1　損益計算書だけでなく、貸借対照表もチェック

　金融機関に融資を依頼する際、「増収増益なのに、融資実行までに時間がかかる」「損益計算書ではなく、貸借対照表についてばかり質問される」といったことありませんか？　これは、**金融機関は最終利益だけでなく、貸借対照表の純資産も大きなチェックポイントにしているからです**。

　特に2013（平成25）年3月31日に、中小企業の元本返済を猶予する中小企業金融円滑化法（モラトリアム法案）が廃止されたこともあり、金融庁の銀行に対する審査が厳しくなっているようです。重点的に審査されているのが、貸借対照表の資産性です。つまり、**貸借対照表に計上される資産が回収可能なのかどうかが問われているのです**。

2　A病院の純資産は5億円もあるが……

　図表1は、A病院が金融機関に提出した貸借対照表です。純資産は5億円（黒字の累積が5億円）あり、金融機関からの資金調達には何ら支障がないように思われます。しかし、資産について精査してみると、回収可能性が疑われるものが多くあります。

図表1 A病院の貸借対照表

患者回収不能分2億円含む → 医業未収金
長期滞留在庫1億円含む → 薬品・材料

現金預金	5億円	買掛金
医業未収金	10億円	未払金
薬品・材料	5億円	

減価償却不足2億円含む → 建物
理事長回収不能分2億円含む → 長期貸付金

建物	30億円	長期借入金
土地・医療機械	10億円	退職給付引当金
長期貸付金	3億円	
		純資産 5億円

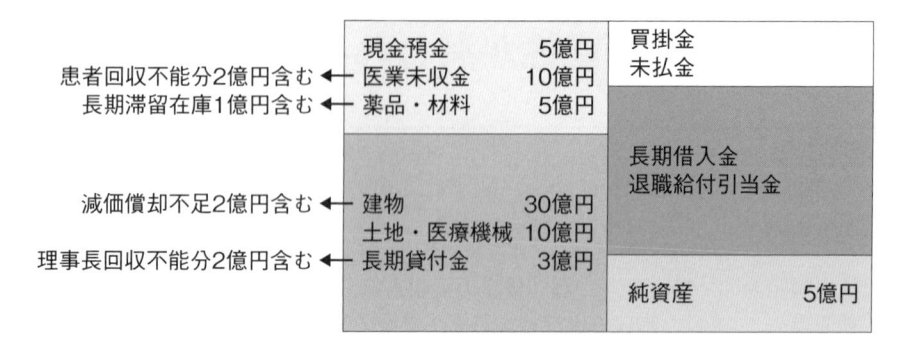

図表2 銀行審査後のA病院の修正貸借対照表

現金預金	5億円	買掛金
医業未収金	8億円	未払金
薬品・材料	4億円	
建物	28億円	長期借入金
土地・医療機械	10億円	退職給付引当金
長期貸付金	1億円	
		純資産 △2億円

利益が出ていても融資の審査が厳しいのは、純資産が少ないからなのか……。

〔回収可能性が疑われる資産の内訳〕

・医業未収金2億円：患者に対する未収金であり、住所不明などの理由により回収見込みがない。

・薬品・材料1億円：長期に渡って使っておらず、消費期限が切れている。

・建物2億円：利益調整のため、過去に減価償却をしない年度があった。

・長期貸付金2億円：理事長に対する貸付金は返済実績がなく、今後も返済の見込みがない。

　この場合、金融機関は資産から回収不能分を差し引いた、**図表2**のような貸借対照表を作成し、融資審査を行います。純資産5億円から回収不能分の合計額7億円（2億円＋1億円＋2億円＋2億円）を差し引き、純資産はマイナス2億円として評価されます。

3 実質純資産の金額を、できるだけ大きくすることが重要

　貸借対照表上の純資産がプラスであっても、資産の回収不能分を差し引いた実質純資産がマイナスであれば実質債務超過として評価され、新規に融資を受けることが困難になります。一方、実質純資産の金額が大きければ大きいほど、財務体質は良好であるとみられます。

　また、自己資本比率（純資産÷総資産）が高ければ高いほど安全性が高いと評価され、融資を受ける際にも有利に働きます。

　実質純資産を増やすためには、利益を計上する、回収不能資産の売却・損失計上、などが必要になります。

> **経営実践のヒント**
> - 貸借対照表の資産のうち、回収不能なものがないか、確認してみよう。回収不能な資産は、早めに損失計上を！

資金調達ポイント ❻ 赤字

最終損益が赤字でも、一過性の赤字であれば、融資に支障なし

実務活用度 ★★☆　　　　　医療経営士テキスト中級〔一般講座〕第9巻P34〜36

POINT

金融機関が融資を行う際、赤字か否かは大きなチェックポイント。しかし、それを隠すための粉飾決算には大きなリスクがある。

1　決算書が赤字でも、融資を行うケース

損益計算書が赤字でも、金融機関が融資することがあります。赤字でも融資する場合とは、「当期純損益が赤字でも、医業損益・経常損益が黒字であるケース」です。

まれに、医業収益の繰上げ計上などにより無理に黒字を計上する病院がありますが、赤字が一過性のものであることを説明できれば、特段融資に支障が出ることはありません。ただし、2期連続赤字である場合には財務制限条項（借入時の財務上のルール）に抵触し、借入残額の一括返済を求められることがあります。

2　当期純損益が赤字、医業損益・経常損益が黒字であるケース

図表1の病院は、当期純損失が0.3億円計上されていますが、医業損益、経常損益は黒字となっています。当期純損失の原因は、特別損失に計上された固定資産の除却損0.8億円です。病院建て替えに伴い、一部病棟建物を除却したことに伴い生じたものです。金融機関としては「特別損失はその期特有のものであり、次期は黒字になるだろう」と考えます。そのため、赤字の決算書でも、融資を受けることについては基本的に問題は生じません。

一方、医業損益が赤字の場合はどうでしょうか？　医業損益が赤字の場合、金融機関としては、もともと収益に見合わない人員配置や高額投資が原因であると考え、融資についてもかなり消極的になります。不採算事業の廃止、

図表1 最終損益が黒字でなくても大丈夫！

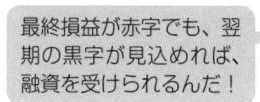

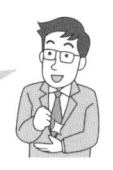

最終損益が赤字でも、翌期の黒字が見込めれば、融資を受けられるんだ！

医業収益 50億円
医業利益 1億円
経常利益 0.5億円
当期純損失 0.3億円
不動産除却損 0.8億円計上

事務職員の削減など、早急な経営改善が必要となります。

医業損益が黒字でも経常損益が赤字の場合は、借入による支払利息が多額になっていることが原因の1つと考えられます。金融機関としては、経常的な赤字体質にあるものと考え、病院側に経営改善を求めることになります。

3 粉飾決算を行うリスク

とはいえ、赤字の決算を組みたくない、というのが経営者の本音です。実際は赤字であるのに、黒字に粉飾（実際よりも利益を多く財務諸表に計上）する会計処理の例としては、次のようなものがあります。

・次年度の医業収益を当期に未収計上する。
・減価償却費を少なめに計上する。
・委託費などを、未払時でなく支払時に計上する（費用計上を遅らせる）。

いずれも税金を増やすことにつながるため、顧問税理士からも特段修正を求められないのが通常です。しかし、粉飾決算を行うと、金融機関が次のような対応をしてくるおそれがあります。

・新規融資をしない。
・既存の融資の一括返済を求める。
・経営者への損害賠償請求。

・詐欺罪として刑事告訴。

　金融機関は決算書分析のプロですから、粉飾決算は遅かれ早かれ表面化します。粉飾決算を行うことで、経営者が赤字であることを忘れ、経営改善が先送りになることもあります。一度化粧（粉飾）をすると、次期にはさらに厚化粧をしたくなり、粉飾がわかった段階では金融機関から融資を受けることができなくなってしまうことになりかねません。

4 粉飾が疑われるケース

　病院は株式市場に上場していないので、利益を必要以上に多く計上する必要がなく、粉飾はそれほどないように思われます。しかし、次のような場合、粉飾する動機になります。

- 債務の返済、またはその他借入に係る財務制限条項に抵触しうる状況にある。
→シンジケートローン（複数の金融機関から融資を受ける）により資金調達を受ける場合、毎期黒字、自己資本比率20％以上などの要件を満たさない場合、借金の一括返済などを求められる。
- 明確な事業上の合理性があるとは考えられないSPC（特別目的会社）を組成している。
→本来は医療機関が自ら借りる信用力を有しているにもかかわらず、SPCを通じて資金調達を行っている。
- 企業の債務について、個人または企業から経済的合理性が明らかではない保証を受けている。
→医療機関が関連会社の債務保証を行っている。

●経営実践のヒント
- 赤字が出た場合、一過性であるかどうかを分析する。医業損益・経常損益が赤字の場合は、抜本的な経営改善が必要！

資金調達ポイント 7　定性要因

定性要因をふまえて、事業計画書を作成する

実務活用度 ★★☆　　医療経営士テキスト中級〔一般講座〕　第9巻P2~11、P110

POINT

病院の定性要因のうち、経営者・経営方針、株主、シェアについては、特に注意が必要。

1　公定価格、参入障壁などが、病院の定性要因の特徴

　財務格付けのうち、定量要因は業種によって大きな違いはありませんが、定性要因は業種によって特殊性があります。特に病院の場合、収入の大半は診療報酬という国が決めた公定価格であり、基本的に自由に価格決定ができません。一方で、医療計画により増床が認められない場合や、地域医師会の力が強い場合、参入障壁が高くなるという特徴があります。

2　病院の定性要因評価

　金融機関が行う財務格付けは、決算書などの財務諸表の数値による定量要因の評価に加え、財務数値以外の定性要因の評価も加味されます。**定量要因の評価が高くても、定性要因の評価が低ければ、総合的な判断において評価を下げる結果になります。**

　某都市銀行の財務格付けは200点満点で行われ、うち定量要因が129点、定性要因が71点。つまり、3割以上は定性要因の評価になります。病院の場合、定性要因については次のような特性があります。

- **市場動向**：高齢化により医療のニーズが減退することはない。生活習慣病や認知症を主に診ている場合は成長期。
- **景気感応度**：医療は景気に左右されにくい。国外取引がないため為替の影響を受けず、非上場のため株価の影響を受けない。ただし、インフレ

による金利上昇の影響を受ける。
- **市場規模**：医療費総額は35兆円、うち医科は26兆円（2009〔平成21〕年度）。
- **競合状態**：二次医療圏において、ほかに競合病院がない専門病院であれば独占・寡占。同規模、同一診療科の病院がある場合は競争が激しいと判断。
- **業歴**：個人病院時代からカウントした業歴。
- **経営者・経営方針**：経営者に対する仮払金や貸付金がないか。貸付金が多額な場合、医療法人設立時の出資差額であるかどうか。後継者は医師であるかどうか（基本的には、医師でなければ医療法人の理事長になれない）。
- **株主**：出資持分の定めのある社団医療法人で、数億円単位の出資払戻しのリスクがある場合、経営に影響ありとされる。特に理事長親族などから多額の払戻し請求がなされていないか。
- **従業員のモラル**：未払い残業代など労働問題が発生していないか。医師を除く職員の離職率が15％を大きく超えていないか。
- **営業基盤**：収入の7割は保険収入であり、貸倒リスクがほかの業種と比べて低い。主要な取引先は、薬品・医療材料の卸売業者、医療機械のリース会社など。

図表1 財務格付けの定性要因スコアリングシート

定性要因	配点	10	9	8	7	6
市場動向	10	成長期		成熟期		離陸期
景気感応度	3					
市場規模	4					
競合状態	7				独占・寡占	
業歴	5					
経営者・経営方針	10	優良			良好	
株主	5					
従業員のモラル	3					
営業基盤	10	極めて強固			強固	
競争力	7				非常に強い	
シェア	7				非常に高い	

- **競争力**：救急、総合、専門のいずれかで、ほかの病院との差別化が図られているか。ほかの病院にない診療科があるかどうか。在宅医療を行っている場合、看取りなどを行う在宅療養支援病院であるかどうか。
- **シェア**：クープマンの目標値に基づき、二次医療圏の中で診療科目別の患者数シェアがどうなっているか。4割を超えた地域シェアの診療科目はあるか。

● 経営実践のヒント

- 定性要因をふまえて事業計画書を作成すると、融資審査がスムーズになる。

院内の事業計画でも、定性要因を参考にしてみよう！

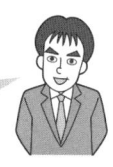

5	4	3	2	1	0
		衰退期			急減期
		低い		普通	高い
	1兆円以上	1,000億円以上	300億円以上		300億円未満
競合緩やか			競合激しい		適当競争
30年以上		10年以上		5年以上	5年未満
普通		やや劣る(後継者なし)			劣る
上場かつ安定		上場かつ大きな問題なし		非上場だが安定	問題あり
		問題なし	問題あるが影響なし		経営に影響あり
相応の基盤あり			やや劣る		劣る
強い		普通	やや劣る		劣る
強い			普通・限定地域で独占		やや劣る

（資料：『会社の格付』、池井戸潤著、中経出版）

資金調達ポイント 8 融資スタンス

銀行の対応でわかる、自院に対する融資スタンス

実務活用度 ★★☆　　　医療経営士テキスト中級〔一般講座〕第9巻P17〜21

POINT

銀行の融資スタンスは、積極方針、現状維持方針、消極方針の3つ。

1 病院と銀行の関係

　銀行は、預金者から集めた預金を病院に貸出（融資）することで収益を上げています。病院は、設備投資や運転資金を確保するために、銀行から融資を受けています。貸出残高が最も多く、密接に付き合う銀行を、一般に「メインバンク」と呼びます。

　メインバンクは病院に行員やOBを派遣することで、より深い関係を構築することもあります。銀行からの派遣により、融資が受けやすくなるというメリットがある一方で、過大な借入になることがある、ほかの銀行と付き合いにくくなる、といったデメリットがあります。

> 最近は、医療経営士3級の資格を有する銀行マンが増えているらしいよ。

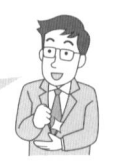

図表1　病院と銀行の関係

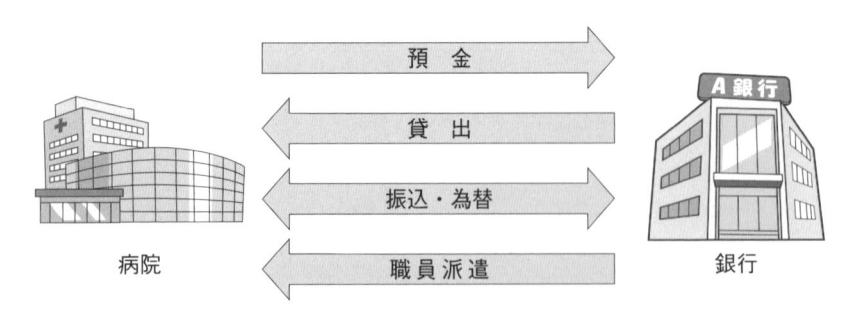

病院 →預金→ 銀行
病院 ←貸出← 銀行
病院 →振込・為替→ 銀行
病院 ←職員派遣← 銀行

2 銀行の融資スタンスは大きく3つ

　銀行の病院に対する融資スタンスは、積極方針、現状維持方針、消極方針に大別できます。

　積極方針になると、支店長自らが病院に営業にきます。経営状況が安定している病院の場合、メインバンク以外からも営業があり、低い金利を提示されることもあるようです。

　消極方針になると、融資審査が通る可能性が低くなります。「ほかの銀行とも交渉してはみてはいかがでしょうか？」と勧められ、場合によっては、不動産の売却などにより早期回収を求めてくることもあります。

3 融資に積極的か否かを見極める基準

　病院は、他業種と比べると経営が比較的安定しており、特に地方では、医療・介護以外に貸出先があまりないことから、銀行から積極的に融資を提案する対象になりやすいようです。積極的な営業対象になっているかどうかを見極める基準は、主に次の3点です。

〔銀行の積極的対応〕
1　長期資金でも2％以下の金利を提示。
2　信用保証協会付きでない銀行独自のプロパー融資。
3　返済期間3年以上の長期融資を提案。

　これら3条件を満たすような営業があった場合は、銀行から優良営業先として評価されていることになります。
　逆にいえば、次のような対応の場合、銀行の融資判断が消極的になりつつあるといえます。

〔銀行の消極的対応〕
1　賞与資金、納税資金などで2％を超える金利を提示。
2　信用保証協会付き融資を提示。
3　3〜5年の長期資金の融資に難色。

4 現状維持方針か否かを見極める基準

　最も多いプロパー融資残高が5億円。その後、返済により3億円まで減額。運転資金が足りなくなったので、3億円を希望額として銀行に提示したところ、銀行から「2億円までしか融資できない」といった回答があった場合、積極方針というよりは現状維持方針となります。逆にピーク時の融資残高を超えるような提案を銀行から受けた場合には、積極方針となります。

● 経営実践のヒント
- メインバンクの融資スタンスが消極的になってきた場合には、メインバンク以外の銀行担当者に早めに相談する。

コラム
銀行が積極的に営業したくなる病院とは？

▶病院からのこまめな経営情報の提供が重要

　資金調達に困っていて、なかなか貸してもらえないA病院。一方、資金調達の必要がないにもかかわらず、銀行の営業が絶えないB病院。
　B病院のような病院になるためには、どうしたらよいのでしょうか？
　決算が黒字であることはもちろんですが、病院側からの情報提供も重要です。すぐに資金が必要ない場合でも、決算書が完成したら持参する。定期的に（できれば月1回）試算表を持って行き、黒字をアピールする。病院の改築や医療機械の購入など、資金需要があることを、さりげなく伝える——などです。定期的な財務状況の報告が銀行にとって担保となり（安心感につながり）、いざ資金ニーズが発生しても、すぐに対応することができるのです。

▶融資審査が通りやすいタイミングは、3月と9月

　融資審査が通りやすいタイミングは、銀行の本決算にあたる3月と、中間決算にあたる9月です。ただし、審査の期間が必要ですから、融資申し込みのタイミングとしては2月末〜3月初旬、8月末〜9月初旬がよいでしょう。
　銀行の営業担当者には、融資目標（ノルマ）があります。一般的に、銀行では半年ごと（4〜9月、10〜3月）に目標管理をします。まず期首の貸出金残高から、取引のある融資先各社の返済予定額を差し引きます。例えば、ノルマが10億円で期末の貸出金残高見込みが9億円であれば、銀行の営業担当者はノルマを達成すべく、1億円の融資をするよう営業をかけます。
　期末の3月や9月が迫ってくると、「半年間でこれだけ融資しないと目標達成できない」という金額がみえてきます。そのような状況下で融資の申し込みがあると、銀行の営業担当者は、多少資金繰りに難がある病院でも「何とか審査を通して自分のノルマを達成したい」と考えます。営業担当者だけではなく、部署や支店全体でも同様です。そのため、審査が通常より甘くなる傾向があります。

資金調達ポイント **9** アベノミクス

アベノミクスにより、金利はどうなる？

実務活用度 ★★★　　　　　　　　医療経営士テキスト中級〔一般講座〕第9巻P62〜63

POINT

固定金利と変動金利の選択が重要。金利上昇の局面では、固定金利を検討する。

1 アベノミクスにより、金利は引き上げられる？

　政府と日本銀行は、2013（平成25）年1月22日にデフレ脱却に向けて連携を強めるための共同声明を発表しました。日本銀行は2％の物価上昇率目標を導入し、2014（平成26）年から、無期限の金融緩和を行います。いわゆるアベノミクスです。長期金利は、日本銀行の金融政策の影響も受けますが、将来の景気や物価の動向など、複数の経済要因の見通しで左右されます。

　アベノミクスにより日本銀行が国債を大量購入するということは、政府に大量の資金を貸し出すことを意味します。政府の借金に歯止めがかからないと市場が判断すれば、国債が急落し、金利が急騰するおそれがあります。

　また、金融緩和政策により円が下がると、輸出産業を中心に株価が上昇します。株価が上昇すれば国債10年物の利回り、すなわち長期金利が上昇するといった流れが予測されます。

2 固定金利と変動金利の選択

　金利が上がる見込みの場合、一般的には変動金利ではなく、固定金利を選択するとよいとされています。固定金利とは、借りた時点での金利が返済終了時まで変わらずに続く金利です。最近では、2年・3年・5年・10年固定などのローンもありますが、これは本来、変動金利の一種で、契約の期間を過ぎると金利の見直しが行われます。

　一方、変動金利とは、年に2回、4月1日と10月1日の短期プライムレー

ト（銀行が企業に貸出期間1年未満で金を貸すときの最もよい条件での金利）の変動に伴って利率が変わる金利です。

固定金利と変動金利には、それぞれにメリット、デメリットがあります（図表2）。将来の金利の予測は困難であるため、固定金利と変動金利のどちらがよいのかは一概にいえないのですが、金利上昇時に変動金利のままにしていると、追加コストが生じることになります。10億円を返済期間15年、金利2％で借入した場合の返済総額は11.5億円です（元金均等返済を前提）。これが金利4％となると返済総額は13億円になります。同じ返済期間でも1.5億円も返済額が増えることになります。**返済額を圧縮するためには変動金利をスワップにより固定金利に変更する、変動金利の借入を固定金利の借入に借換する、といった対応が必要になります。**

3 借入金利が上がると預金金利も上がる

経常利益1.15億円と経営が順調なA病院の場合、借入金利が2％から4％

図表1 プライムレートとは？

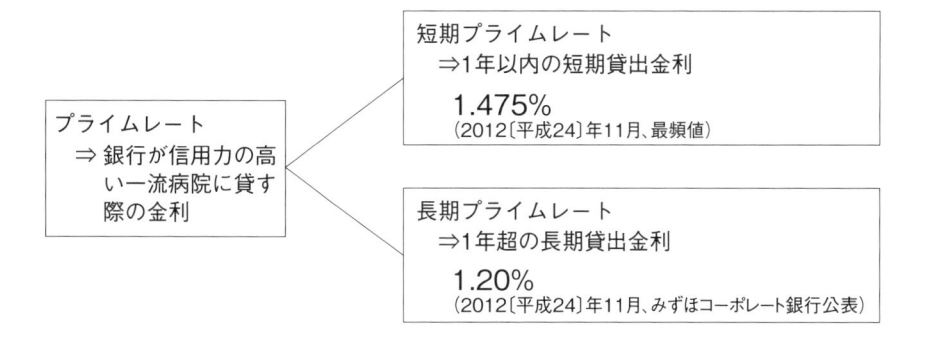

- プライムレート
  ⇒ 銀行が信用力の高い一流病院に貸す際の金利
  - 短期プライムレート
    ⇒1年以内の短期貸出金利
    1.475%
    （2012〔平成24〕年11月、最頻値）
  - 長期プライムレート
    ⇒1年超の長期貸出金利
    1.20%
    （2012〔平成24〕年11月、みずほコーポレート銀行公表）

図表2 固定金利と変動金利

	固定金利	変動金利
メリット	・借入時に将来の金利と返済金額が確定している	・金利下降時には低金利メリットを享受できる
デメリット	・金利水準が変動金利に比べて高めに設定されている ・景気が悪化し、金利が低下しても、契約時の高い固定金利を支払う	・元利均等返済で金利が急上昇する場合、元金がなかなか減らない

に上がるとどうなるのでしょうか？　借入金利が上がれば預金金利も上がるので、預金金利が含まれる営業外収益も増えます。しかし、借入金利は通常預金金利を上回るため、ほかの条件を同一とすると、金利の上昇に伴い財務状況は悪化します。病院の場合、長期かつ多額の資金調達を行っているため、金利上昇の影響は決して小さくありません。

●A病院（長期借入金100億円、預金30億円）
〔借入金利が2％、預金金利が0.5％の場合〕
- ・医業収益　　　　100億円
- ・医業費用　　　　△97億円
- ・医業利益　　　　3億円
- ・営業外費用　　　△2億円（100億円×2％）
- ・営業外収益　　　＋0.15億円（30億円×0.5％）
- ・経常利益　　　　1.15億円

⇩

〔借入金利が4％、預金金利が1％の場合〕
- ・医業収益　　　　100億円
- ・医業費用　　　　△97億円
- ・医業利益　　　　3億円
- ・営業外費用　　　△4億円（100億円×4％）
- ・営業外収益　　　＋0.3億円（30億円×1％）
- ・経常利益　　　　△0.7億円

経営実践のヒント
- 金利が上昇した場合、どの程度負担が増えるのかをシミュレーションしておこう。
- 借換等により変動金利から固定金利に変更できないかどうかも検討する。

資金調達ポイント⑩ 資金調達コスト、目標利益率

資金調達コストから、目標利益率や目標医業収益などを算定する

実務活用度 ★★☆　　　　　　医療経営士テキスト中級〔一般講座〕 第9巻P34〜36

POINT

借入金が増えれば増えるほど、目標利益率が高くなる。目標利益率から、目標医業収益などを算定することが可能。

1 予算策定時の目標利益率は？

予算を策定する際に、どれくらいを目標利益率にすればよいのかわからないことがあります。「前年度が2％の利益率だったので、今年度は3％でいこう」「昨年度は赤字だったので、収支トントンで」といった目標には、あまり根拠がありません。そこで、**資金調達額とそれに伴うコストから、目標利益率**を考えてみます。

2 A病院の目標利益率は2.25％

図表1を事例に考えてみましょう。医療法人社団（社員の出資により設立された医療法人）であるA病院は、銀行から30億円調達し、金利3％で銀行に支払うことになっています。銀行としては3％以上の利益率を期待しているということになります。A病院は、借入金のほか、純資産10億円を有しています。純資産は社員に帰属するものですが、社員への配当は医療法で禁止されているので、社員への配当はゼロになります。銀行が要求する利益率3％と、社員が要求する利益率0％を、資金調達額の合計40億円で加重平均（構成割合を考慮した平均）すると、目標利益率は2.25％となります。

同様にB病院の目標利益率を算定すると、1％になります。

A病院、B病院ともに資産は同額の40億円ですが、A病院のほうが目標利益率が高くなっているのはなぜでしょうか？　有利子負債（金利を支払わなければならない負債）の割合は、A病院が75％（30億円÷40億円）、B病院

図表1 A病院、B病院の資金調達コストと目標利益率

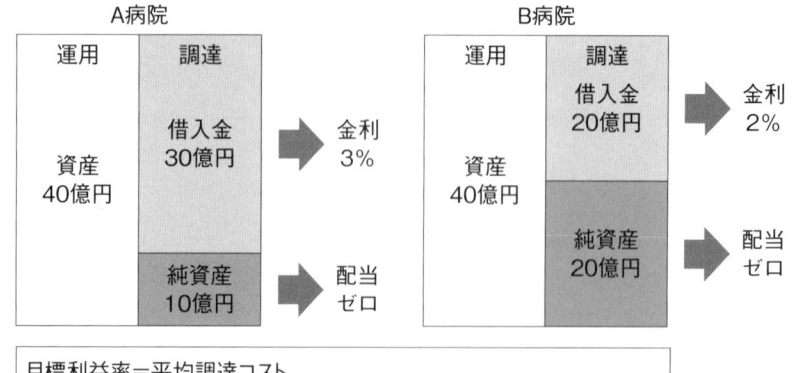

A病院
- 運用：資産 40億円
- 調達：借入金 30億円 → 金利 3%
- 純資産 10億円 → 配当ゼロ

B病院
- 運用：資産 40億円
- 調達：借入金 20億円 → 金利 2%
- 純資産 20億円 → 配当ゼロ

目標利益率＝平均調達コスト
平均調達コスト＝{(支払利息＋配当金)÷(借入金＋純資産)}×100%

A病院の目標利益率
{(30×3%＋0)÷(30＋10)}×100%
＝2.25%

B病院の目標利益率
{(20×2%＋0)÷(20＋20)}×100%
＝1%

> 金利の高いA病院のほうが、目標利益率が高くなるのね。

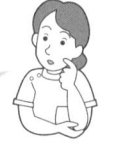

が50%（20億円÷40億円）とA病院のほうが上回っているからです。

　A病院は、B病院よりも金利が高く、かつ借入の割合も多いので、資金調達にかかるコストが高くなっています。

3　目標利益率から逆算して、目標医業収益を算定

　年間の予算を策定する際に、目標利益から目標医業収益を算定することができます。B病院の目標医業収益をS億円とすると、目標利益はS億円の1%なので、0.01S億円。材料費を医業収益の19%とすると、材料費は0.19S億円。人件費とその他経費は、前年度実績をベースに設定したとします。人件費とその他経費は材料費と異なり、基本的に医業収益が増えても増えない固定費なので、15億円、5億円と固定した数値で設定します。材料費は、主に薬品費や医療材料費であり、患者（医業収益）が増えれば増える費用なので、0.19Sと医業収益（S）の比率で計算します。

〔予算損益計算書〕
- 目標医業収益　　　　S億円
- 材料費　　　　△0.19S億円
- 人件費　　　　△15億円
- その他経費　　△5億円
- 目標利益　　　△0.01S億円

すると、次のような式が成り立ちます。

$$S - 0.19S - 15 - 5 = 0.01S$$

これを解くと、目標医業収益S億円は25億円となります。

4 目標利益率から目標病床利用率を設定

　25億円の目標医業収益のうち入院収益割合が8割だとすると、目標入院収益は20億円（25億円×80％）。患者1人1日あたりの目標入院単価を5万円と設定すると、年間の目標入院患者数は40,000人（20億円÷5万円）となります。1日にすると109人（40,000人÷365日）。120床の病院であれば、91％（109人÷120床）の目標病床利用率となります。

● 経営実践のヒント
- 目標利益率の設定に悩む場合は、平均調達コストを使うのも1つの考え方。

資金調達ポイント 11　返済期間、据置期間

新築・改築時の運転資金を準備しておかないと、資金ショートになるかも?!

実務活用度 ★★☆　　　　　　　　医療経営士テキスト中級〔一般講座〕第9巻P66～73

POINT

資金使途によって返済期間は異なる。返済期間が短いのは、賞与資金と決算資金。

1 短期で必要となる資金は、賞与資金、決算資金、運転資金

業歴が長く、キャッシュに余裕のある病院の場合、賞与資金や納税資金を除いて、短期的な運転資金需要は発生しません。運転資金が必要となるのは、病院の開設・改築から日が浅く患者数が安定していない病院や、医師・看護師不足により患者が減り、入院単価が低くなっているような病院です。

賞与資金や決算資金は通常6か月返済、運転資金は1年～7年返済となっています。

2 福祉医療機構からの融資の場合、建設つなぎ資金が必要になることも

福祉医療機構からの設備資金の融資金額が大きい場合、福祉医療機構は、建築工事の進捗に合わせて、何回かに分けて資金貸出を行います。そのため、建設業者等への支払日が、福祉医療機構の融資実行日よりも早くなることがありますが、この場合、前もって建設つなぎ資金を調達しておかないと、資金ショートするおそれがあります。

図表1　資金使途と返済期間

	運転資金	賞与資金	決算資金	設備資金
内容	病院運営に伴う資金不足額	年2回の賞与資金	確定申告にかかる法人税等	建物・土地・医療機械の取得資金
返済期間の目安	1年～7年	6か月	6か月	5年～30年

3 病院新築時に必要となる運転資金

　徳洲会グループは、税引前利益率が7.6％（2011〔平成24〕年度／『週刊ダイヤモンド』〔2012年10月27日号〕より）と高いのですが、それでも病院の新築・移転があると、利益が回復するまで相当の期間がかかるようです。

　病院を新築すると、旧病院の除却損、新病院の減価償却費、入院患者が落ち着くまでのタイムラグなどがあり、特に新築初年度は通常赤字になります。図表２の徳洲会グループの利益回復期間をみても、病院を新築した場合の元本返済にはできるだけ猶予が必要であることがわかります。

　福祉医療機構の建築資金の元本猶予期間は２年（24か月）もしくは３年（36か月）。これに対し、銀行の元本猶予期間は通常１年。徳洲会グループ病院の回復期間をみても、借入元本の返済猶予期間がそれほど余裕のあるものではないことがわかります。病院新築時の借入返済の据置期間が２年に満たないような場合は、運転資金の調達が必要になります。

　また、補助金が多額である場合を除き設備資金全額の調達をすることができず、２〜３割程度の自己資金投下が求められます。これにより、手元資金が薄くなる可能性があるため、開業・開設にかかる「創業運転資金」として月額経費の３〜６か月分程度を調達しておいたほうが、資金収支面で安定します。

図表２ 徳洲会グループ病院の移転時期と利益回復期間

病院名	移転時期	利益回復期間
岸和田徳洲会病院	2002年10月	72か月
野崎徳洲会病院	2006年４月	49か月
札幌東徳洲会病院	2006年９月	28か月
南部徳洲会病院	2007年７月	23か月
八尾徳洲会総合病院	2009年７月	13か月

経営実践のヒント

- 病院新築・改築時には、前もって、利益が安定するまでの資金調達を行っておくことが必要。

資金調達ポイント⓬ 定期貯金、実質金利

実質金利を把握することが、銀行との交渉の切り札に

実務活用度 ★★★

医療経営士テキスト中級〔一般講座〕 第9巻P18～19

POINT

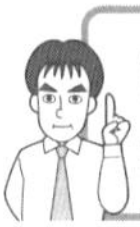

同一銀行で借入金と定期預金が併存する場合、実質的に、負担している金利が高くなる。

1 歩積両建預金とは？

銀行から融資を受ける際、定期預金の開設や定期預金の担保を勧められたことはありませんか？ お付き合いで預入することもあると思いますが、実は落とし穴があります。

担保にされた定期預金は、自由に使うことができません。2009（平成21）年12月に出された金融庁の監督指針の中でも、「過当な両建預金（融資と預金が両建て）の受入れなど、正常な取引慣行に反する不適切な取引の発生をどのように防止しているか」と制限されています。監督指針は、銀行の優位的立場を利用して定期預金を開設することにより、実質的な金利の引き上げや預金引き出しができなくなることを防止しています。このように、貸出のときに借入先が銀行に定期預金を積むことを、歩積両建預金といいます。

図表1 歩積両建預金

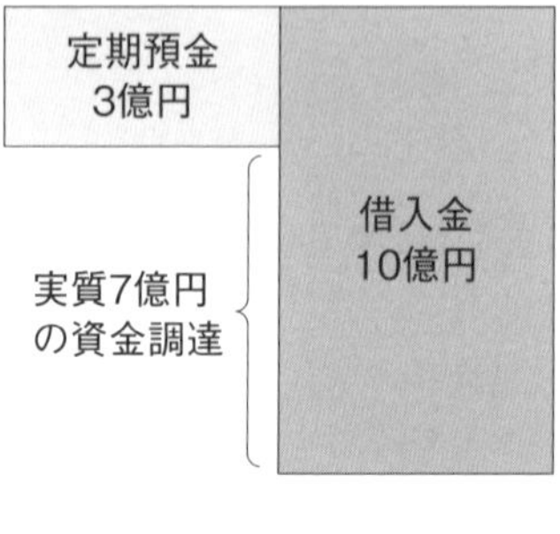

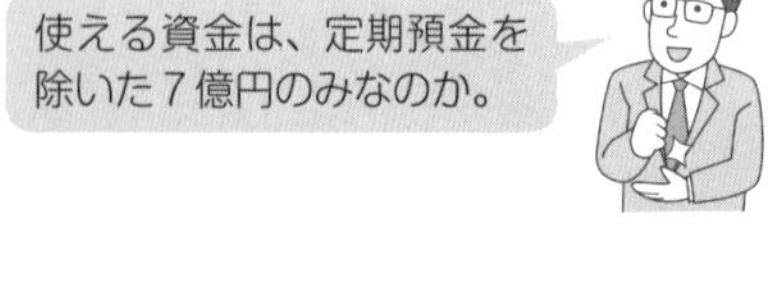

```
定期預金
3億円
            借入金
実質7億円    10億円
の資金調達
```

使える資金は、定期預金を除いた7億円のみなのか。

2 実質調達額はいくらになる？

A病院がX銀行から「借入総額10億円、金利2％、返済期間5年」という条件で融資の提案を受けたとします。金利も低く、それほど悪い条件ではないように思えます。しかし、X銀行は同時に「3億円の定期預金、金利1％、預入期間5年」の提示をしてきました。定期預金は自由に払戻しができない拘束性預金です。借入金により10億円が調達できても、そのうち3億円は定期預金として銀行に拘束されているわけですから、病院が自由に使える資金は7億円（10億円－3億円）となります。

3 実質金利は何％になる？

定期預金預入により、病院が実質的に負担している金利が上がります。

〔実質金利の求め方〕

$$実質金利 = \frac{支払利息 － 預金利息}{借入金 － 定期預金} \times 100\%$$

A病院がX銀行に支払う表面金利は2％ですが、資金が拘束される定期預金を加味すると、実質金利（銀行は「ジッキン」と呼ぶ）は2.42％に跳ね上がります。

{支払利息（10億円×2％）－預金利息（3億円×1％）}÷（借入金10億円－定期預金3億円）＝2.42％

X銀行への支払金利は年額0.2億円（10億円×2％）ですが、定期預金の受取利息が0.03億円（3億円×1％）あり、実質的な金利の負担額は0.17億円（0.2億円－0.03億円）となります。7億円の資金調達で支払っている金利が0.17億円ということですから、実質金利は2.42％（0.17億円÷7億円）となります。

4 銀行とは、実質金利をベースに交渉を

　金利は銀行の売上です。実際の儲けとなる実質金利について、銀行から積極的に説明することはあまりありません。銀行との金利交渉では、表面金利（金銭消費貸借契約書に記載されている金利）ではなく、実質金利で交渉したほうが金利を引き下げられる可能性があります。

　実質金利を下げるために定期預金を解約するという手段もありますが、今後の銀行との関係を疎遠にするおそれがあるので、注意が必要です。

> **経営実践のヒント**
> - 実質金利を把握したうえで、銀行との金利引き下げ交渉に臨もう。

資金調達ポイント13 ハネ資金

借金返済に窮したときの救済策「ハネ資金」

実務活用度 ★★★　　　　医療経営士テキスト中級〔一般講座〕　第9巻P14〜16

POINT

年間償却前利益が年間元本返済額を上回っていれば、順調に借入返済できている証拠。

1 償却前利益から元本返済

　銀行では長期運転資金を融資するとき、融資を受ける企業が「キャッシュフロー」の範囲で返済できるかを、融資審査時にチェックします。「キャッシュフロー」は、税引き後当期利益に減価償却費を加えた償却前利益です。償却前利益が、設備資金融資の分割返済額1年分を上回っていると、融資返済は、営業活動によって得た現金預金内で可能と考えられるので、運転資金の融資審査が通りやすくなります。

　図表1のA病院は、償却前利益が20億円（減価償却費15億円＋利益5億円）であり、年間の借入元本返済額10億円を上回っているため、新規融資を受ける際にも特段支障は生じません。

　図表2のB病院は、償却前利益が8億円で、借入元本返済額10億円を下回っています。B病院は手元資金では借金の返済ができないため、新たに銀行から融資を受ける必要があります。

> 償却前利益から借入元本返済額を差し引いたものが、病院に残るキャッシュなんだよ。

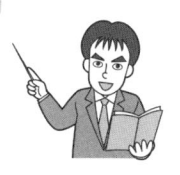

第2章　資金調達編　融資交渉を有利に進めるための金融基礎知識

図表1 順調に返済ができているA病院

材料費	
人件費	
経費	収益
減価償却費 15億円	
利益 5億円	

年間借入元本返済額 10億円

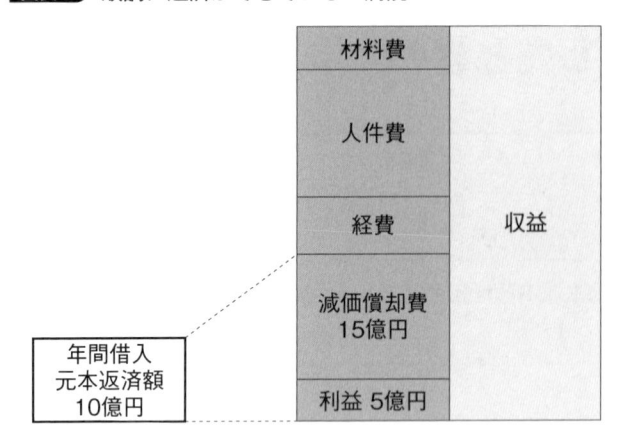

図表2 ハネ資金が必要なB病院

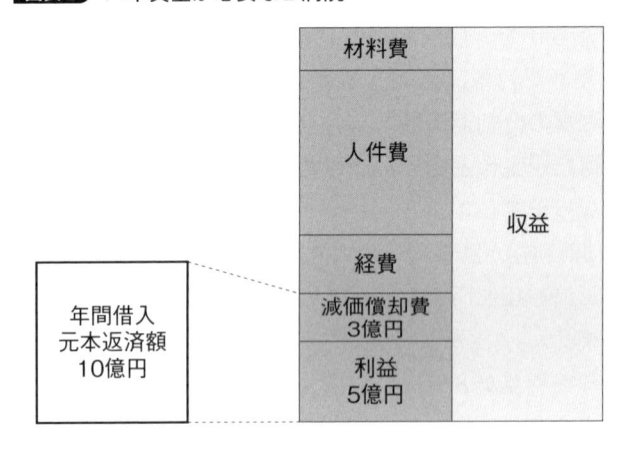

材料費	
人件費	
経費	収益
減価償却費 3億円	
利益 5億円	

年間借入元本返済額 10億円

「ハネ資金」を借りることができないと、資金ショートになっちゃうな。

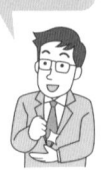

2 「ハネ資金」とは？

　ここでB病院が借り入れる資金を「ハネ資金」(金繰り資金、年度調達資金、赤字補填資金と呼ばれることもある) といいます。融資返済は、A病院のように事業によって生み出された利益 (手元資金) によって行うのが理想ですが、毎月の分割返済により現金預金が減少、つまり返済の元手が底をつきかけており、これ以上返済できない状態の病院に、返済用の資金として「ハネ

資金」を融資します。

原則、「ハネ資金」は、返済により融資額が減少した銀行から調達します。B病院が銀行から受けた融資が150億円で15年の元本均等返済だと仮定して考えてみましょう。

〔仮定〕
- B病院の年間元本返済額は10億円（150億円÷15年）。
- 融資から5年が経過し、借入残高が100億円（150億円－10億円×5年）にまで減少。

この場合、借入減少額50億円（150億円－100億円）のうち10億円を「ハネ資金」として融資を受けることにより、現金預金の減少分が補填されます。

3 「ハネ資金」で融資を受けられない場合とは？

「ハネ資金」は設備資金返済のために行う融資なので、基本的に後ろ向きな融資になります。運転資金の融資では基本的に担保は要求されませんが、「ハネ資金」の融資では担保が要求されることがあります。

銀行が「ハネ資金」で融資しないケースは、次の2つが考えられます。

1　病院の業績・財務内容が悪くなった。
2　病院の業績・財務内容には問題ないが、銀行全体の融資スタンスが厳しくなった。

銀行の融資スタンスは、社会情勢や銀行の財務状況の変化（不良債権の増加など）により変化することがあります。

経営実践のヒント

- 償却前利益で元本返済ができない場合は、「ハネ資金」の調達ができるかどうかを、銀行に相談しよう。

資金調達ポイント14 福祉医療機構

福祉医療機構による融資の メリットと注意点

実務活用度 ★★☆　　　　　　　　医療経営士テキスト中級〔一般講座〕 第9巻P88〜97

POINT

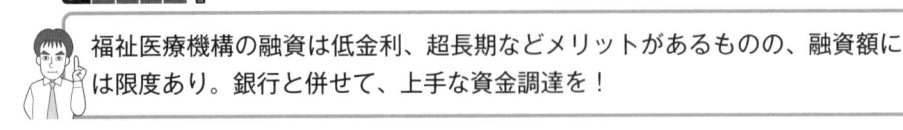

福祉医療機構の融資は低金利、超長期などメリットがあるものの、融資額には限度あり。銀行と併せて、上手な資金調達を！

1 福祉医療機構の融資審査

　最近、福祉医療機構の融資審査が厳しくなっているとの話を聞きます。融資の際の事業計画について、医療計画や診療報酬改定との整合性など多数の質問がされ、病院によっては質問項目が30に及ぶこともあるそうです。
　とはいえ、福祉医療機構からの資金調達にはさまざまなメリットがあるため、多くの病院が、長期設備資金では福祉医療機構をメインにしています。

2 福祉医療機構から融資を受けるメリット

　病院が福祉医療機構から融資を受ける際のメリットには、次のようなものが挙げられます。

1．信用格付けがない

　福祉医療機構は、病院ごとの信用格付けを行いません。そのため、財務内容が芳しくない病院でも、銀行から融資を受けるより金利、返済期間などで有利な条件の融資を受けることができます。

2．固定金利

　借入時の金利が返済時まで適用されます（10年経過後の金利見直し制度を選択することも可能）。金利水準が長期的に上昇する見込みの場合、固定金利とすることにより金利上昇によるリスクを病院が負わなくてすみます。

3．超長期の借入が可能

　超長期の融資を取り扱う銀行も出てきましたが、福祉医療機構が扱う30年といった超長期はなかなかありません。

4．低金利

　病院が新築資金の融資を20年返済で受ける場合の金利は1.20％（2013〔平成25〕年1月現在）です。銀行の場合、20年返済だと金利が2～3％くらいになります。

5．長期間の据置が可能

　病院が新築資金の融資を20年返済で受ける場合は2年の据置期間、30年返済で受ける場合は3年の据置期間となります（建物建築と据置期間については後述）。銀行の場合、20年返済だと据置期間は数か月～1年くらいになります。

3 福祉医療機構活用の注意点

　一方、病院が福祉医療機構から融資を受ける際の注意点には、次のようなものが挙げられます。

1．融資額限度

　所要資金の80％以内が基本。不足額は銀行からの融資を受けることになります。

2．政策目的による制限

　融資対象は、4疾病（がん、脳卒中、急性心筋梗塞、糖尿病）5事業（救急医療、災害医療、へき地医療、周産期医療及び小児医療）を行う病院や、民間の金融機関では融資が難しい中小病院に限定されています。500床以上の病院の場合、役員室、経理課、総務課、経営企画室といった管理部門はすべて融資対象外となります。

3．第1順位での抵当権設定

　融資により建築または取得する不動産は、担保として福祉医療機構に提供しなければなりません。融資対象施設の敷地も、原則として担保提供します。抵当権の順位は第1順位で設定するため、銀行は後順位になります。

4．個人保証

法人が借入する場合、法人の役員1名以上の個人保証が必要です。ただし、貸付利率に一定率を上乗せすることにより、個人保証の免除が可能となります。

5．償還期限前の返済にはペナルティ

償還期限前に任意に融資金額の全部または一部を繰上償還する場合は、繰上償還額に加えて、弁済補償金を支払わなければなりません。

6．事業計画の策定

融資を受ける際には、詳細な事業計画を作成しなければなりません。事業計画には、将来の損益予測のみならず、診療報酬改定や医療法改正をふまえたビジョンの策定が求められます。例えば、一般病床のみを有する病院の場合、リハビリのニーズに対応して一部を回復期リハビリテーション病棟に転換するといった将来像を示す必要があります。

図表1 福祉医療機構の融資のメリットと注意点

メリット	注意点
・信用格付けがない	・融資額限度（例：標準建設費の80％以内）
・固定金利	・政策目的による制限
・超長期の借入が可能（最長30年）	・第1順位での抵当権設定
・低金利	・法人の役員1名以上の個人保証
・長期間の据置が可能（最長3年）	・償還期限前返済は弁済補償金を支払う

経営実践のヒント

- 福祉医療機構の融資審査時の事業計画は、医療制度や診療報酬改定など厚生労働省の施策に沿ったものが求められる。
- 事業計画は、ほかの銀行の融資審査時にも使うことができる。

資金調達ポイント 15　間接金融、直接金融

資金調達の種類には、間接金融と直接金融の2種類がある

実務活用度 ★☆☆

POINT

銀行借入、福祉医療機構借入が間接金融。その他の借入は直接金融。

1　直接金融と間接金融の違い

間接金融

病院の資金調達は、銀行借入、福祉医療機構借入等の間接金融がメインになります。

間接金融とは、貸し手と借り手の間を銀行が仲介して、間接的に資金を融通する方法をいいます。銀行が預金の形で貸し手（個人や企業）から資金を集めて、銀行の責任で借り手（病院）に貸付けます。間接金融は、借り手と貸し手の間に、金融仲介機関が介在する取引です。借り手が債務を返さないというリスクは、貸し手ではなく、銀行が負っています。

直接金融

直接金融とは、借り手が貸し手から、直接的に資金を融通してもらう方法をいいます。借り手（病院）が債券を発行して、貸し手（個人や企業）から直接、資金を調達します。

直接金融を行う金融機関には、証券会社があります。証券会社は、直接金融の代表的な金融機関であり、企業と個人投資家との間に入りますが、仲介だけしか行いません。証券会社は、借り手が債務を返さない場合の責任は負いません。直接金融の例としては、寄附、出資のほか、医療機関債、社会医療法人債などが挙げられます。

図表1 直接金融と間接金融の違い

	資　産	負　債	
		銀行借入 福祉医療機構借入	間接金融
直接金融	診療報酬債権流動化 不動産証券化	病院債（医療機関債、 社会医療法人債）	直接金融
		純資産 寄附 出資金	

病院の資金調達のほとんどは、間接金融なのね。

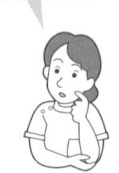

2　医療機関債をめぐる問題

医療機関債

　医療機関債とは、病院と債券購入者との間で行われる金銭消費貸借契約に基づき作成される債券で、病院が債務返済しない場合のリスクは債券購入者が負います。

　医療機関債を発行する場合は、「『医療機関債』発行等のガイドラインについて」（2012〔平成24〕年5月31日、厚生労働省医政局長通知）で、次のような事項を遵守することが求められています。

・当該医療法人が医療機関債を発行する年度の前年度から遡って3年度以上、税引前純損益が黒字であるなど、経営成績が堅実であることが望ましい。
・医療機関債は、資金を借り入れる医療法人の資産の取得の利便のために発行するものとし、資産の取得以外の目的のためには発行しない。
・医療機関債を発行する医療法人は、医療機関債の発行により負債総額が100億円以上となる場合を含め、負債総額が100億円以上である場合、またはそれぞれ1回当たりの発行総額が1億円以上、もしくは購入人数が50人以上である場合には、公認会計士または監査法人による監査を

受ける。なお、これらの場合のほかにも、医療法人が医療機関債を発行するときは、公認会計士または監査法人による監査を受けることが望ましいものであることに留意すること。

医療機関債詐欺事件

2013（平成25）年2月に、医療機関債をめぐる不正販売事件により逮捕者が出ました。

> 医療法人社団「真匡会」（東京都新宿区）が発行した医療機関債をめぐる不正販売事件で、大阪府警生活安全特捜隊は6日、詐欺の疑いで、販売を委託された民間会社の実質経営者幸松秋司容疑者（41）＝東京都荒川区＝や、真匡会元理事今井静夫容疑者（65）＝さいたま市北区＝ら計10人を逮捕した。
>
> 特捜隊によると、真匡会の医療機関債の購入者は20都府県の386人で、被害総額は約12億8,600万円に上るとみられる。消費者庁によると、高齢者を狙って「震災で病院が不足している。高い利息が付く」などと説明し販売していた。逮捕容疑は、2011年5～10月、医療機器を購入するなどの具体的な計画がないのに、購入費名目で発行する医療機関債に資金提供すれば配当が得られ元本も保証されると偽り、大阪府と神奈川県の当時60～70代の男女5人に医療機関債を販売し、計約4,600万円をだまし取った疑い。
>
> 消費者庁などによると、真匡会は11年4～10月、医療機器の購入名目などで医療機関債を計15回発行。幸松容疑者が実質経営する東京の「共同医療事務センター」に勧誘や販売を委託し、1口50万円、年利4.2％といった条件で資金提供者を集めていた。
>
> （中国新聞、2013年2月6日）

かつて医療機関債は、福利厚生目的や広報目的で発行されていましたが、事件によりイメージの悪化は免れません。しかし、低金利が続く中、余剰資金の投資を考えている投資家からすると、比較的安定した病院が発行する医

療機関債は魅力のある投資商品に映るかもしれません。

3 社会医療法人債は、公募の発行事例なし

　株式会社は、公募による社債により多額の資金調達をすることが可能ですが、医療法人は、社会医療法人を除いて公募による資金調達をすることができません。公募とは、広く一般を対象に投資を募集することを意味します。一方、私募とは、50名未満の投資を募集することを意味します。

　社会医療法人は、公募により社会医療法人債を発行することができます。社会医療法人債は投資家から直接資金調達をすることができるので、直接金融となります。

　公募による社会医療法人債の発行事例はありませんが、私募であれば2012（平成24）年7月に発行された社会医療法人北斗の事例（金額2億円、年限6年、北洋銀行の一括引受）があります。

　公募による社会医療法人債発行の場合、財務諸表の開示、財務諸表監査、格付会社による格付けなどの要件を満たす必要があります。

● 経営実践のヒント

- 医療機関債や社会医療法人債には、債券にかかる利息のほか、財務諸表監査、格付会社への支払いなどのコストがかかる。低金利の現状では、金融機関からの融資を中心に考えたほうが無難。

資金調達ポイント16　外部資金調達、内部資金調達

資金調達方法には、外部資金調達と内部資金調達の２種類がある

実務活用度　★☆☆　　　　　　　　　医療経営士テキスト中級〔一般講座〕　第９巻P40〜42

POINT

資金調達方法には、内部資金調達と外部資金調達がある。外部資金調達は、貸借対照表の資産、負債、純資産の区分に基づき、さらに３区分できる。

1　利益も資金調達の一種

　資金調達というと銀行からの借入が中心のように考えがちですが、利益を計上することも、一種の資金調達です。利益は内部留保となり、将来の投資にあてられるからです。

2　内部資金調達が増えると、純資産が増える

　内部資金調達とは、病院内の資金によって資金調達を賄うことをいい、「利益計上による内部留保」と「減価償却費」があります。
　図表１のＡ病院の場合、利益が１億円、減価償却費が１億円あるため、内部資金調達額は２億円となります。２億円から借入元本返済が行われた残額が、病院に留保されます。

3　銀行借入、出資などが外部資金調達に

　外部資金調達とは、病院の外部から資金調達することをいい、銀行借入、リース、出資のほか、診療報酬債権や不動産売却による資金調達も含まれます。図表１のＡ病院の場合、借入金が30億円、リース債務が６億円あるため、外部資金調達額は36億円になります。リースが外部資金調達に含まれるのは、借金により資産を購入するのと同様の経済効果があるためです。

図表1 A病院の外部資金調達と内部資金調達

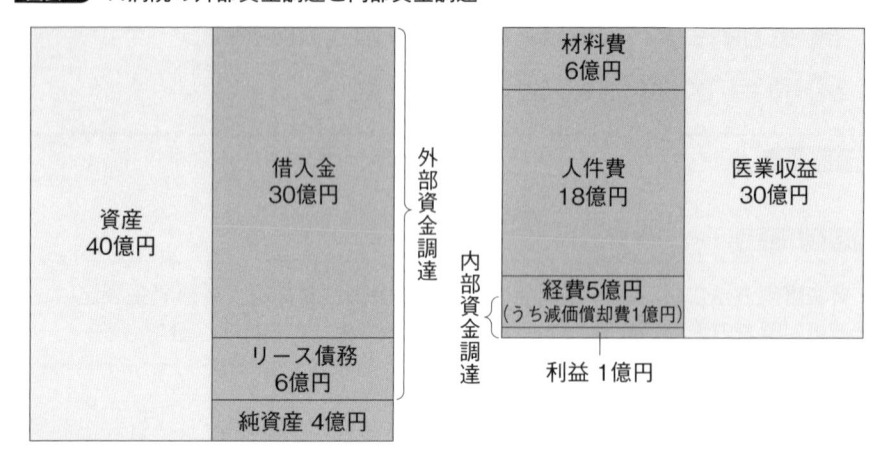

外部資金調達：借入金30億円、リース債務6億円
純資産 4億円
資産 40億円

内部資金調達：材料費6億円、人件費18億円、経費5億円（うち減価償却費1億円）、利益1億円
医業収益 30億円

4　外部資金調達は3区分

　外部資金調達は、デット・ファイナンス、エクイティ・ファイナンス、アセット・ファイナンスの3つに区分されます。

　デット・ファイナンスは、病院が手形や金銭借用証書を発行し、資金を調達する形態です。

　エクイティ・ファイナンスは、社員の出資や寄附により、資金を調達する形態です。デット・ファイナンスは債権者への返済が必要ですが、エクイティ・ファイナンスは基本的に返済不要である点が、大きく異なります。

　アセット・ファイナンスは、診療報酬債権や不動産などを売却することにより、資金を調達する形態です。アセット・ファイナンスは、不動産等の売却により、貸借対照表から資産を圧縮し、自己資本比率（純資産÷総資産×100％）を高める効果があります。

　信用力が高い病院の場合、まれに患者などからの寄附や、社員からの増資を受けることがあります（エクイティ・ファイナンス）。エクイティ・ファイナンスにより資金調達ができなくても、通常の病院は銀行などから資金調達を受けます（デット・ファイナンス）。信用力が低くなりデット・ファイナンスでの調達が困難になると、診療報酬債権を売却することにより資金調達を行います（アセット・ファイナンス）。

図表2 外部資金調達の3区分

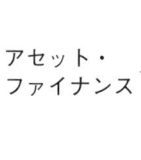

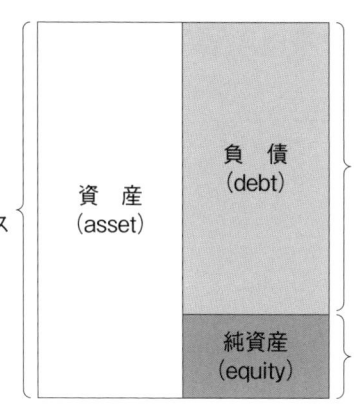

```
          ┌─────────────┬──────────┐
          │             │  負 債   │─ デット・
アセット・ │  資 産      │ （debt） │  ファイナンス
ファイナンス│ （asset）   ├──────────┤
          │             │ 純資産   │─ エクイティ・
          │             │（equity）│  ファイナンス
          └─────────────┴──────────┘
```

通常借入により資金調達するから、デット・ファイナンスということだな。

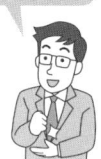

経営実践のヒント

- 病院の外部資金調達はデット・ファイナンスが中心。デット・ファイナンスが困難になった場合にはアセット・ファイナンスを検討。

資金調達ポイント 17 シンジケートローン

シンジケートローンを利用すべきか？

実務活用度 ★☆☆

医療経営士テキスト中級〔一般講座〕 第9巻P115～117

POINT

シンジケートローンは多額の資金調達に適しているが、手数料の負担が大きいなどの問題も。

1 シンジケートローンとは？

シンジケートローンとは、資金調達を行う病院が、融資の取りまとめをする銀行（アレンジャー）を窓口として、複数の銀行（シンジケート団）と借り入れ契約を結ぶ取引です。シンジケート団は協調して病院に融資することになります。

シンジケートローンというと、従来は1件あたりの融資額が数百億円にのぼる大型案件のみでしたが、最近は5億円程度から組成される例もあります。

図表1 シンジケートローンの仕組み

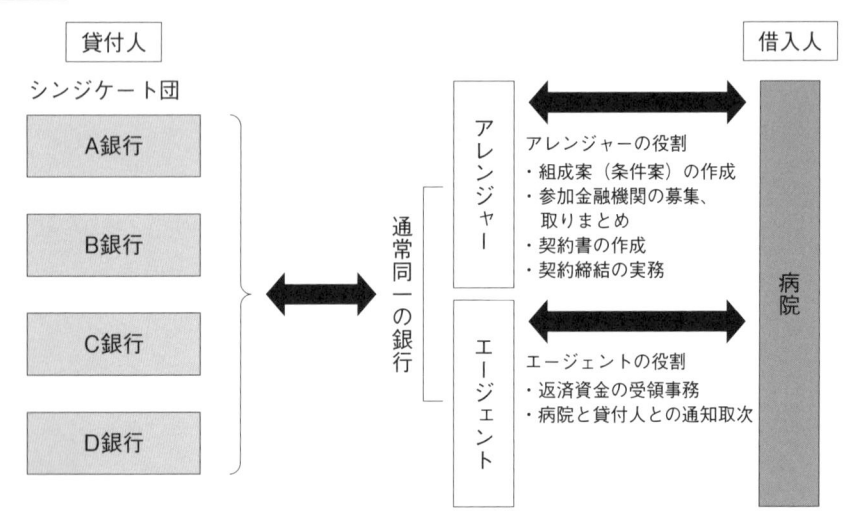

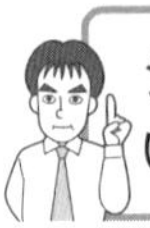

貸付人		借入人
シンジケート団 A銀行 B銀行 C銀行 D銀行	通常同一の銀行 アレンジャー ・組成案（条件案）の作成 ・参加金融機関の募集、取りまとめ ・契約書の作成 ・契約締結の実務 エージェント ・返済資金の受領事務 ・病院と貸付人との通知取次	病院

病院にとっては、手数料が大きな負担となります。

2 シンジケートローンのメリット、デメリット

シンジケートローンのメリットとデメリットは図表2の通りです。

図表2 シンジケートローンのメリット、デメリット

メリット	・それぞれの金融期間ごとに個別条件を決めるのではなく、アレンジャーが融資条件を取りまとめて契約するので、資金調達にかかる手間が省ける。 ・返済も、取りまとめ銀行（エージェント）の口座1つだけにすればよいので、借入金管理が簡便。
デメリット	・借入のたびに契約書を作成しなければならない。 ・アレンジメントフィー（契約取りまとめ手数料）やエージェントフィー（事務取りまとめ手数料）が多額。 ・銀行側（シンジケート団）の意思決定は、多数決で決まる。 ・厳しい財務制限条項（財務上の遵守条項）が付く。

3 シンジケートローンを利用した病院のその後

　数十億円の資金調達のため、シンジケートローンを利用したA病院。シンジケートローン組成時に、銀行への手数料数千万円だけでなく、銀行側が雇った弁護士の報酬、エージェントへの経費も負担しなければなりませんでした。

　さらに融資の条件として、厳しい財務制限条項が付けられました。自己資本比率の減少や、2期連続の赤字が、期限の利益の喪失（つまり、借入期限前でも返済を要求されるということ）の事由にあたることから、毎月エージェントが病院を訪問し、財務制限条項に抵触していないかどうか確認するようになりました。

　結局、A病院は融資を受けてから数年後に、複数の銀行と交渉して借換し、多額の違約金を支払うことでシンジケートローン契約を破棄しました。

4 アレンジャーの責任を認めた判例

　アレンジャーは被融資会社（病院）のメインバンクであることが多く、ほ

かの参加銀行よりも被融資会社に関する情報を有しています。シンジケート組成時に、アレンジャーはほかの参加銀行に対して、故意または重過失なく情報提供義務を果たしていたか否かが問題になります。

融資した会社が債務不履行となり、アレンジャーがほかの参加銀行から損害賠償を求められた裁判では、アレンジャー側の情報提供や判断に過失があったとして、アレンジャーの責任を認める判決が出されています（名古屋高裁、2011〔平成23〕年4月14日）。

アレンジャーはシンジケートローンの組成に際して手数料収入を得ているとはいえ、この判例により、今後のシンジケートローンの組成が慎重になる可能性があるかもしれません。

> **経営実践のヒント**
> - シンジケートローンの手数料は多額。表面金利だけでなく、手数料も含めた実質金利を把握したうえで、シンジケートローンを利用するか否かを検討しよう。

資 料

1 キーワード解説

2 主要金融機関別
　貸出金残高一覧

(2011〔平成23〕年度末)

1 キーワード解説

(50音順)

A得点
医療依存度。医療への依存度が高いほど点数が高くなる。抗がん剤を使用している場合や放射線治療を行っている場合、A得点は2点と高くなる。1日の血圧測定が5回以上、1日の時間尿測定が3回以上などがあり、A得点はそれぞれ1点となる。A得点は呼吸器科や循環器科、脳神経外科が高くなる傾向にある。
掲載ページ📖8、10

B得点
自立度。患者の自立度が低ければ低いほど点数が高くなる。寝返りができない場合は2点、できる場合は0点という具合である。高齢患者の多い病院ではB得点は高くなる傾向にある。
掲載ページ📖8、10

アベノミクス
第2次安倍内閣において掲げた一連の経済政策に対して与えられた通称。デフレ経済を克服するためにインフレターゲットを設定し、これが達成されるまで日本銀行法改正も視野に、大胆な金融緩和措置を講ずるという金融政策。財政出動、金融緩和、成長戦略という「3本の矢」により構成される。
掲載ページ📖108

医療機関債
医療機関が借入を行う場合に作成する証券。発行できる医療機関は、医療法人に限定されている。
掲載ページ📖126-128

益金
会計上収益として認識されるもののうち、税務上課税の対象となるもの。診療した収入は会計上収益になり、税務上益金にもなる。株式の配当金を受け取った場合は、収益ではあるが、その一部は益金にならない。
掲載ページ📖71-72

回復期リハビリテーション病棟入院料1
回復期リハビリテーションで最も高い入院料。重症度の高い患者を入院させ、リハビリにより回復させ、自宅や高齢者住宅など在宅に退院させることが施設基準で求められている。看護職員やPT・

OT・STが手厚い配置となる。
掲載ページ📖8、10

外来入院患者数比率

「外来患者数÷入院患者数」により算定。「入院外来比率」と呼ばれることも。外来入院患者数比率が低ければ低いほど、外来の負担軽減が図られている。2008（平成20）年病院報告によると、特定機能病院の平均は2.0、地域医療支援病院の平均は1.5。
掲載ページ📖10、15-16、18、23-25

格付け

個々の金融機関が独自の方法により、その企業の信用力を判定するために付与したもの。格付けにより融資の可否や金利が決定される。
掲載ページ📖43、89-92、94、101-103、122、124、128

課税所得

税金を算定する基になる税務上の利益。益金から損金を差し引くことにより、申告書上で算定。
掲載ページ📖71-72

元金均等返済

元金部分は返済回数による均等額を支払い、利息部分はその元金残高による利率を乗じて算出し、その合計額を毎月の返済額とする返済方法。最初のうちの返済額は多いが、元金の減りに比例して利息分が減り返済額が小さくなる。元金が均等に減るため元利均等返済と比較すると利息総額（＝返済総額）が少なくなる。
元利均等返済は、毎回の返済額となる元金と利息の合計が、返済開始から決められた期間の終了まで均等とする返済方法。
掲載ページ📖109

看護必要度

入院患者に占める重症患者の割合。一般病床やICU、HCUなどで患者の重症度を測るために用いられる。看護必要度が15％以上でないと一般病棟7対1入院基本料を算定することができない（2014〔平成26〕年4月1日以降）。7対1入院基本料で基準とされる看護必要度は1か月単位で算定。看護必要度の測定はA得点（医療依存度）とB得点（自立度）に分けられ、7対1を算定するためにはA得点2点以上、B得点3点以上が必要となる。

掲載ページ📖6-10

間接法
業務活動のキャッシュフローを利益から調整する形で表示したもの。

〔表示例〕

税引前当期純利益	50
減価償却費	100
医業債権の増加額	△20
棚卸資産の増加額	△10
仕入債務の増加額	15
⋮	
業務活動によるキャッシュフロー	5

掲載ページ📖48

管理会計
経営者や医局長、看護部長といった管理者など病院内部に報告することを目的とする会計。管理会計に属するのは、診療科目別原価計算、設備投資の回収計算、診療報酬改定シミュレーションなどである。
掲載ページ📖54-57

管理可能利益
収益や費用を配布された部門や診療科の責任者にとって責任を負える（管理できる）範囲の利益。
掲載ページ📖59-60

緩和ケア病棟
がんの痛みのほか、吐き気、食欲不振、不眠、息苦しさ、心の辛さなどが少しでも緩和されるように支援する病棟。入院患者7名に対し看護職員1名の配置が必要とされている。
掲載ページ📖56

逆紹介率
「ほかの医療機関への紹介患者数÷初診患者数」により算定。逆紹介率が高ければ高いほど、ほかの医療機関へ紹介をしていることになる。
掲載ページ📖10、15-18、23-26

キャッシュ
現金と預金。キャッシュが枯渇すると病院は存続できなくなる。
掲載ページ📖4-5、39-41、47-53、114、119

キャッシュフロー計算書
現金預金の入りと出を表したもの。家庭でいうところの家計簿（おこづかい帳）。4月1日から3月31日まで、9月1日〜9月30日といった期間で表示。損益計算書が赤字でも資金繰りに問題がなければ病院は存続する。C／F(シーエフ、Cash Flow statementの略) と呼

ばれることもある。
掲載ページ🕮2-6、47-55

業務CF

本業（医療、介護等）で生じた現金預金の増減額。プラスの場合、本業で現金預金を増やしたことになり、マイナスの場合、本業で現金預金を減らしたことになる。CFはキャッシュフローの略であり、現金預金の入りと出を意味する。業務CFがマイナスで貯金がない場合、銀行からの借入、自治体からの繰入等をしなければ資金ショートするおそれがある。
掲載ページ🕮3-5、51-53

業務活動のキャッシュフロー

本業から生じたキャッシュの収入と支出を計上したもの。診療に基づく医業収入のほか、材料や給料支払による支出などが計上される。
掲載ページ🕮47-49

クープマンの目標値

市場の中のシェアが持つ意味合いを分析した指標。

・独占的市場シェア：73.9%
　トップは安泰であり、逆転されることは短期的にみればほとんどない。

・相対的トップシェア：41.7%
　トップがこの市場シェアを占めていれば、ほぼ安全。

・市場影響シェア：26.1%
　トップの市場シェアがこのレベルの場合は、トップではあるが不安定な状態である。シェア2位がこの市場シェアを持っている場合、市場に一定の影響力がある。

・並列的上位シェア：19.3%
　複数の企業が横並びで拮抗している状態。

・市場的認知シェア：10.9%
　市場において消費者に存在が認識されている水準。競合も市場において認知している状態。

・市場的存在シェア：6.8%
　市場において存在が許されるシェアであり、他人にいわれて思い出す助成想起が可能なレベル。

掲載ページ🕮103

減価償却費

時の経過や使用により建物や医療機械の価値が減少したものを費用として計上したもの。価値の減少額は、会計や税務の仮定に基づいて行われるので、実際の時価の減少とは一致しない。
掲載ページ🕮4、33、48、56、

64-66、89、94、99、115、119-120、129-130

現金主義
現金収入があったときに収益を計上し、現金支出があったときに費用を計上するもの。
掲載ページ📖68-70

控除対象外消費税
いわゆる消費税損税。卸売業者や委託業者などに支払った消費税のうち税務署から還付されない消費税。病院の場合、数千万円から数億円になる。
掲載ページ📖63、66

後発医薬品使用割合
採用医薬品に占める後発医薬品の割合。後発医薬品使用体制加算の施設基準では、「後発医薬品の採用品目数÷すべての医薬品の採用品目数×100％」により算定。厚生労働省が目標とする割合は30％以上。
掲載ページ📖6

固定資産
1年を超えて現金預金になるもの。病院建物は通常短期の売却を予定しておらず1年を超えて現金預金になるため、固定資産である。主な固定資産には、建物、土地、医療機械などがある。
掲載ページ📖43-45、47-49、62、64、89-90、92、98

固定負債
1年を超えて返済するもの。長期借入金は3年や5年といった借入期間であり、1年を超えて返済するため、固定負債である。主な固定負債には、長期借入金（企業債）、退職給付引当金などがある。
掲載ページ📖43-45、65、89-90、92

在宅復帰率
退院患者（死亡退院を除く）に占める在宅へ復帰した者の割合。回復期リハビリテーション病棟における在宅復帰率の在宅には、病院、有床診療所等は含まれない。在宅には、社会福祉施設、身体障害者施設等、地域密着型介護老人福祉施設（特別養護老人ホーム）、特定施設（指定特定施設、指定地域密着型特定施設および指定介護予防特定施設に限る）、グループホーム（認知症対応型グループホーム）、有料老人ホーム、サービス付き高齢者向け住宅などが含まれ

る。
掲載ページ⇨6-8、10

在宅療養支援病院
24時間365日体制で往診や訪問看護を行う病院。半径4キロメートル以内に診療所がないか、または200床未満の病院が届出できる。
掲載ページ⇨103

財務会計
金融機関や都道府県、税務署など病院外部に報告することを目的とする会計。財務会計に属するのは、貸借対照表、損益計算書、キャッシュフロー計算書などである。
掲載ページ⇨54-56、71

財務活動のキャッシュフロー
借入による収入や借入返済による支出が計上される。
掲載ページ⇨47-49

財務諸表
経営の通信簿。病院内部で経営実績の把握に用いられるほか、都道府県、銀行、税務署などに提出される。財務諸表には、主に貸借対照表、損益計算書、キャッシュフロー計算書の3種類があり、財務3表と呼ばれる。
掲載ページ⇨2-3、54-55、61-62、71、89-91、99、101、128

財務制限条項
病院が金融機関（福祉医療機構を除く）より借入を行う際に、経営数値が一定条件以下となった場合には、金融機関に対して直ちに借入返済を行わねばならないこと等を約する契約条項。財務制限条項の例としては「2期連続黒字」といった損益計算書に関するもの、「純資産を前期決算期の75％以上に維持」といった貸借対照表に関するものなどがある。
掲載ページ⇨76、98、100、133

材料費率
「材料費÷医業収益×100％」により算定。一般病床を有する急性期病院で院外処方の場合20％以下・院内処方の場合25％以下、精神病院で院外処方の場合7％以下・院内処方の場合10％以下が適正であるといわれている。材料費には、薬品費、診療材料費、診療消耗品費、給食材料費が含まれる。
掲載ページ⇨3、27-31、59-60

差額ベッド
個室や2床室などの場合、保険診

療とは別に料金収受できるベッド。基本的には差額ベッドは全病床の5割以下までとされている。
掲載ページ📖33-35

時間外加算割合
初診患者に占める時間外加算・深夜加算・休日加算の患者の割合。「時間外」とは概ね午前8時前と午後6時以降を、「深夜」とは午後10時から午前6時までの間を指す。社会医療法人の救急医療要件の1つである時間外加算割合は20％以上とされている。
掲載ページ📖16、18

資産
調達した資金を何に使ったのか。
掲載ページ📖36-40、43-45、62、64、80-81、95-97、111-112、126、129-130

実現主義
患者・支払基金等に対して請求できる診療報酬が現金預金に変わることが確実になった時点で収益を計上するもの。
掲載ページ📖68、70

収益
日々の診療などの努力をすることにより得られる成果。
掲載ページ📖49、54、58、60、68-73、98、104、120

出資差額
個人診療所や個人病院が医療法人化した際、個人時代の資産と負債を法人に引き継ぐ場合に、資産と負債との間で生じる差額。
掲載ページ📖102

純資産
過去の利益や損失の繰越額と、社員や自治体からの出資額。
掲載ページ📖36-37、41、43-44、49、65、89、95-97、111-112、126、129-131

紹介率
「（ほかの医療機関からの紹介患者数＋救急患者数）÷初診患者数」により算定。紹介率が高ければ高いほど、ほかの医療機関から多く紹介を受けていることになる。
掲載ページ📖10、15-18、23-26、55

譲渡担保
病院が、診療報酬債権を譲渡担保としてファクタリング会社（リー

ス会社等）から融資を受ける場合、債務が返済されるまではファクタリング会社の名義となり、完済された場合は病院に診療報酬債権が戻る。
掲載ページ☞83

初診患者比率（新患率）
外来患者数に占める初診患者数（新患）の割合。初診患者比率の高い病院は、ブランドを確立し、選ばれている病院であるといえる。
掲載ページ☞10、16-18

人件費率
「人件費÷医業収益×100％」により算定。急性期病院の場合50％以下、ケアミックス型病院の場合55％以下、療養型病院・精神病院の場合60％以下が適正であるといわれている。人件費には、給与・賞与のほか退職金や法定福利費が含まれる。
掲載ページ☞3、27-32、42、54-55、59

信用保証協会
中小の病院や診療所が金融機関から融資を受ける際に、その債務を保証する機関。
掲載ページ☞84

信用保証協会付き融資
金融機関（福祉医療機構を除く）から融資について信用保証協会の債務保証が付いているもの。病院が金融機関に対し返済不能になった場合でも、金融機関は信用保証協会に代位弁済（病院に代わって返済）を求めればよい。
掲載ページ☞84-85、105

診療報酬債権
医療機関が患者に行った治療行為の対価（診療報酬）のうち、保険者（支払基金、国保連合会等）に対して保有する債権。
掲載ページ☞83、129-130

診療報酬の施設基準
診療報酬を算定するためのルール。例えば、入院患者7名に対し、1名の看護職員が病棟に配置されていないと「7対1一般病棟入院基本料」を算定することができない。
掲載ページ☞9-10

損益
収益から費用を差し引いた差額。収益が費用を上回っていると利益（黒字）、下回っていると損失（赤字）になる。
掲載ページ☞27、52、56、75

損益計算書
儲かっているのかどうかを表したもの。4月1日から3月31日まで、9月1日～9月30日といった期間で表示。利益が出ていれば黒字、損失が出ていれば赤字。P／L（ピーエル、Profit and Loss statementの略）と呼ばれることもある。
掲載ページ□2-5、27-30、33、36、38-39、47-55、66、69、76、95、98、113

損金
会計上費用として計上したもののうち、税務上の経費の対象となるもの。持分の定めのない医療法人の場合、基本的に交際費は会計上費用として処理されても税務上は全額経費にならない。
掲載ページ□71-72

貸借対照表
どこから資金を調達し、何に使ったのかを表したもの。3月31日、9月30日といった一定時点の状況で表示。借入金の借換など経営者の意思決定により構成を変えることができる。B／S（ビーエス、Balance Sheetの略）と呼ばれることもある。
掲載ページ□3、5、33、36-41、48-55、63-65、76、95-97、129、130

地域医療支援病院
初診患者の大部分が診療所等からの紹介患者や救急車による搬入患者が占める病院。紹介率が一定を超えることが必要とされ、200床以上、24時間の救急体制などの承認要件がある。
掲載ページ□23、25、33

長期固定適合率
「固定資産÷（自己資本＋固定負債）×100」により算定。長期返済資金により建物や医療機械などの固定資産を購入しているかどうかの指標。100％を超えていると、1年以内に返済しなければならない短期借入金により固定資産を購入していることになるため、安全性は低いとされる。
掲載ページ□45

直接法
業務活動のキャッシュフローをキャッシュの収入から支出を差し引く形で表示したもの。
〔表示例〕
　医業収入　　　　　　　　100
　医療材料等の仕入支出　　△20

給与費支出	△50
委託費支出	△5
⋮	
業務活動によるキャッシュフロー	10

掲載ページ→48

定性要因
金融機関が行う格付けのうち、業界の動向、経営者の経営能力、後継者の有無など財務諸表の数値以外に基づくもの。
掲載ページ→101-103

定量要因
金融機関が行う格付けのうち、財務諸表の数値に基づくもの。
掲載ページ→89-91、94、101

投資活動のキャッシュフロー
建物、土地、医療機械などの購入による支出や売却による収入が計上される。
掲載ページ→47-49

特定機能病院
高度な医療を行う病院。特定機能病院の大部分は大学病院である。高度医療の提供・研修・開発のほか、400床以上、紹介率30％以上などの承認要件がある。
掲載ページ→17、23、34

二次医療圏
入院医療を提供する地域の範囲。通常、複数の市町村を1つの単位とする。
掲載ページ→26、82、102-103

日常生活機能評価点数
患者の自立度を表し、主に回復期リハビリテーション病棟で用いられる。点数が高ければ高いほど自立度が低いことを意味する。例えば、寝返りを「できる」場合は0点となるが、「できない」場合は2点となる。
掲載ページ→8-10

入院単価
患者1人1日あたりの入院単価を表すのが一般的。DPC病棟であれば5万円以上、回復期リハ病棟であれば3万円以上、医療療養病棟であれば2万円以上が1つの目安になる。平均在院日数が短くなると、基本的には入院単価が高くなる。
掲載ページ→6-8、10-13、20、23-25、32、46、55-56、59-60、113-114

発生主義
事実が発生した時点で収益や費用

を計上するもの。収益であれば診療を行った時点、費用であれば業者から請求があった時点である。
掲載ページ📖68-70

費用
成果を得るためにする努力。
掲載ページ📖3-4、27-28、30、33-35、49、58、61-63、68-71、73、99、112

病床利用率
「入院患者数÷病床数×100％」により算定。病床数は、許可病床もしくは稼働病床（許可病床から遊休病床を差し引いたもの）。公立病院では許可病床が用いられることもあるが、稼働病床を用いるのが一般的である。救急を積極的に受け入れている病院の場合、救急患者の余裕分を確保する必要があるため、90％ぐらいが適正であるといわれている。救急のためであれば許可病床の105％まで入院させることができる。
掲載ページ📖6-8、10、12、14、23-25、46、55、57、113

福祉医療機構
厚生労働省所管の独立行政法人。医療機関は主に設備投資資金の融資を受けるために福祉医療機構を利用する。
掲載ページ📖80、83-84、114-115、122-126

負債
将来返済しなければならないもの。
掲載ページ📖36-40、43-45、49、89、91-92、111、129

プロパー融資
金融機関（福祉医療機構を除く）が認める保証機関（信用保証協会等）の保証なしに資金を貸すこと。金融機関は100％自己責任のもとで病院に融資することになる。
掲載ページ📖81、84-85、105-106

平均在院日数
入院患者の平均の入院日数。「延べ入院患者数÷〔（新入院患者数＋新退院患者数）÷2〕」により算定。検査入院、白内障、ポリペクトミー（ポリープの切除術）などの短期入院が増えると分母が増えるため、平均在院日数が短くなる。肺炎、脳梗塞、大腿骨頸部骨折などの長期入院が増えると分母が増えないため、平均在院日数が長くな

る。一般病棟の入院基本料などで基準とされる平均在院日数は直近3か月のデータであり、入院期間が90日を超えている人工呼吸器、透析、リハビリを実施している患者などは計算から除外される。
掲載ページ📖6-11、14、31-32

リース債務
将来支払われる予定のリース料。
掲載ページ📖63、65、129-130

流動資産
1年以内に現金預金になるもの。医業未収金は2か月以内に現金預金に変わるので、流動資産である。主な流動資産には、現金預金、医業未収金、薬品・医療材料などがある。
掲載ページ📖43-46、67、89-90、92

流動負債
1年以内に返済するもの。卸業者に対する買掛金（ツケ）は3か月から6か月といったサイトで支払われ、1年以内に返済するため、流動負債である。主な流動負債には、買掛金、未払金、短期借入金などがある。
掲載ページ📖43-45、65、67、89-90、92

2　主要金融機関別 貸出金残高一覧

(2011〔平成23〕年度末)

金融機関の種類	都道府県	金融機関名	残高	地銀・第二地銀
政府系金融機関		福祉医療機構	1兆5,174億円	
		日本政策金融公庫	29兆円	
都市銀行		三菱東京UFJ銀行	69兆円	
		三井住友銀行	56兆円	
		みずほ銀行	32兆円	
		みずほコーポレート銀行	28兆円	
		りそな銀行	17兆円	
地方銀行	北海道	北洋銀行	5兆4,281億円	第二地銀
		北海道銀行	3兆530億円	地銀
	青森	青森銀行	1兆4,197億円	地銀
		みちのく銀行	1兆2,369億円	地銀
	岩手	岩手銀行	1兆5,183億円	地銀
		東北銀行	4,954億円	地銀
		北日本銀行	8,865億円	第二地銀
	宮城	七十七銀行	3兆6,490億円	地銀
		仙台銀行	5,168億円	第二地銀
	山形	山形銀行	1兆2,961億円	地銀
		きらやか銀行	9,265億円	第二地銀
		荘内銀行	8,070億円	地銀
	秋田	秋田銀行	1兆4,472億円	地銀
		北都銀行	7,202億円	地銀
	福島	東邦銀行	2兆4,258億円	地銀
		福島銀行	4,615億円	第二地銀
		大東銀行	4,449億円	第二地銀
	東京	東京都民銀行	1兆7,608億円	地銀
		東京スター銀行	1兆5,431億円	第二地銀
		東日本銀行	1兆3,715億円	第二地銀
		八千代銀行	1兆3,405億円	第二地銀
	神奈川	横浜銀行	9兆171億円	地銀
		神奈川銀行	2,858億円	第二地銀
	千葉	千葉銀行	7兆5,817億円	地銀
		京葉銀行	2兆5,224億円	第二地銀
		千葉興業銀行	1兆6,161億円	地銀
	埼玉	武蔵野銀行	2兆8,673億円	地銀
	群馬	群馬銀行	4兆1,110億円	地銀
		東和銀行	1兆2,499億円	第二地銀
	栃木	足利銀行	3兆6,410億円	地銀
		栃木銀行	1兆6,511億円	第二地銀
	茨城	常陽銀行	4兆9,825億円	地銀
		筑波銀行	1兆4,907億円	地銀

資料2 主要金融機関別 貸出金残高一覧

地方銀行	新潟	第四銀行	2兆5,570億円	地銀
		北越銀行	1兆3,333億円	地銀
		大光銀行	8,780億円	第二地銀
	山梨	山梨中央銀行	1兆4,834億円	地銀
	長野	八十二銀行	4兆2,341億円	地銀
		長野銀行	5,605億円	第二地銀
	富山	北陸銀行	4兆2,339億円	地銀
		富山第一銀行	7,411億円	第二地銀
		富山銀行	2,768億円	地銀
	石川	北國銀行	2兆2,747億円	地銀
	福井	福井銀行	1兆4,371億円	地銀
		福邦銀行	3,066億円	第二地銀
	愛知	名古屋銀行	2兆879億円	第二地銀
		愛知銀行	1兆6,432億円	第二地銀
		中京銀行	1兆2,113億円	第二地銀
	三重	百五銀行	2兆4,590億円	地銀
		三重銀行	1兆1,949億円	地銀
		第三銀行	1兆1,587億円	第二地銀
	岐阜	十六銀行	3兆3,040億円	地銀
		大垣共立銀行	3兆763億円	地銀
	静岡	静岡銀行	6兆6,948億円	地銀
		スルガ銀行	2兆6,122億円	地銀
		清水銀行	9,797億円	地銀
		静岡中央銀行	4,387億円	第二地銀
	大阪	池田泉州銀行	3兆5,274億円	地銀
		関西アーバン銀行	3兆5,084億円	第二地銀
		近畿大阪銀行	2兆4,589億円	地銀
		大正銀行	3,240億円	第二地銀
	京都	京都銀行	4兆658億円	地銀
	滋賀	滋賀銀行	2兆7,500億円	地銀
	兵庫	みなと銀行	2兆1,844億円	第二地銀
		但馬銀行	6,351億円	地銀
	和歌山	紀陽銀行	2兆5,462億円	地銀
	奈良	南都銀行	2兆7,964億円	地銀
	鳥取	鳥取銀行	6,324億円	地銀
	島根	山陰合同銀行	2兆2,307億円	地銀
		島根銀行	2,398億円	第二地銀
	岡山	中国銀行	3兆4,273億円	地銀
		トマト銀行	6,768億円	第二地銀
	広島	広島銀行	4兆5,670億円	地銀
		もみじ銀行	1兆8,812億円	第二地銀
	山口	山口銀行	3兆2,081億円	地銀
		北九州銀行	7,231億円	地銀
		西京銀行	6,155億円	第二地銀

地方銀行	徳島	阿波銀行	1兆5,723億円	地銀
		徳島銀行	8,882億円	第二地銀
	香川	百十四銀行	2兆4,333億円	地銀
		香川銀行	9,326億円	第二地銀
	愛媛	伊予銀行	3兆5,590億円	地銀
		愛媛銀行	1兆3,447億円	第二地銀
	高知	四国銀行	1兆5,653億円	地銀
		高知銀行	6,438億円	第二地銀
	福岡	福岡銀行	6兆6,709億円	地銀
		西日本シティ銀行	5兆1,779億円	地銀
		筑邦銀行	4,027億円	地銀
		福岡中央銀行	3,400億円	第二地銀
	佐賀	佐賀銀行	1兆2,258億円	地銀
		佐賀共栄銀行	1,601億円	第二地銀
	長崎	十八銀行	1兆3,110億円	地銀
		親和銀行	1兆2,966億円	地銀
		長崎銀行	2,136億円	第二地銀
	熊本	肥後銀行	2兆3,832億円	地銀
		熊本ファミリー銀行	9,118億円	第二地銀
	大分	大分銀行	1兆6,279億円	地銀
		豊和銀行	3,785億円	第二地銀
	宮崎	宮崎銀行	1兆3,684億円	地銀
		宮崎太陽銀行	4,249億円	第二地銀
	鹿児島	鹿児島銀行	2兆2,147億円	地銀
		南日本銀行	5,193億円	第二地銀
	沖縄	琉球銀行	1兆2,166億円	地銀
		沖縄銀行	1兆1,971億円	地銀
		沖縄海邦銀行	3,831億円	第二地銀
信用金庫	北海道	旭川信用金庫	3,093億円	
		札幌信用金庫	2,923億円	
		帯広信用金庫	2,768億円	
		北海信用金庫	2,347億円	
		苫小牧信用金庫	2,171億円	
		北見信用金庫	1,950億円	
		室蘭信用金庫	1,558億円	
		大地みらい信用金庫	1,332億円	
		遠軽信用金庫	1,290億円	
		空知信用金庫	1,189億円	
		網走信用金庫	937億円	
		釧路信用金庫	935億円	
		北門信用金庫	927億円	
		渡島信用金庫	879億円	
		留萌信用金庫	870億円	
		稚内信用金庫	863億円	

信用金庫	北海道	北星信用金庫	826億円	
		函館信用金庫	691億円	
		小樽信用金庫	680億円	
		江差信用金庫	667億円	
		伊達信用金庫	638億円	
		日高信用金庫	446億円	
		北空知信用金庫	368億円	
	青森	青い森信用金庫	2,663億円	
		東奥信用金庫	780億円	
	岩手	盛岡信用金庫	1,043億円	
		一関信用金庫	764億円	
		水沢信用金庫	539億円	
		北上信用金庫	458億円	
		花巻信用金庫	393億円	
		宮古信用金庫	300億円	
	宮城	杜の都信用金庫	2,054億円	
		仙南信用金庫	723億円	
		石巻信用金庫	617億円	
		宮城第一信用金庫	602億円	
		気仙沼信用金庫	467億円	
	山形	鶴岡信用金庫	812億円	
		山形信用金庫	736億円	
		米沢信用金庫	542億円	
		新庄信用金庫	384億円	
	秋田	羽後信用金庫	702億円	
		秋田信用金庫	674億円	
	福島	福島信用金庫	1,427億円	
		ひまわり信用金庫	1,007億円	
		白河信用金庫	987億円	
		郡山信用金庫	913億円	
		須賀川信用金庫	837億円	
		会津信用金庫	728億円	
		あぶくま信用金庫	597億円	
		二本松信用金庫	447億円	
	東京	城南信用金庫	1兆9,454億円	
		城北信用金庫	1兆1,419億円	
		多摩信用金庫	1兆309億円	
		西武信用金庫	9,564億円	
		朝日信用金庫	9,093億円	
		東京東信用金庫	9,012億円	
		さわやか信用金庫	8,764億円	
		巣鴨信用金庫	7,888億円	
		芝信用金庫	4,676億円	
		東京信用金庫	3,993億円	
		東京シティ信用金庫	3,530億円	

資料 2 主要金融機関別 貸出金残高一覧

信用金庫	東京	青梅信用金庫	3,495億円
		瀧野川信用金庫	2,990億円
		西京信用金庫	2,951億円
		亀有信用金庫	2,134億円
		足立成和信用金庫	1,908億円
		興産信用金庫	1,865億円
		昭和信用金庫	1,689億円
		世田谷信用金庫	1,206億円
		目黒信用金庫	859億円
		東京三協信用金庫	844億円
		小松川信用金庫	724億円
		東榮信用金庫	562億円
	神奈川	川崎信用金庫	9,574億円
		横浜信用金庫	8,646億円
		湘南信用金庫	6,452億円
		三浦藤沢信用金庫	4,275億円
		さがみ信用金庫	3,000億円
		平塚信用金庫	2,039億円
		中栄信用金庫	1,408億円
		中南信用金庫	920億円
	千葉	千葉信用金庫	5,255億円
		東京ベイ信用金庫	3,118億円
		銚子信用金庫	1,564億円
		佐原信用金庫	605億円
		館山信用金庫	600億円
	埼玉	埼玉縣信用金庫	1兆3,072億円
		飯能信用金庫	4,212億円
		川口信用金庫	3,585億円
		青木信用金庫	3,420億円
	群馬	しののめ信用金庫	4,148億円
		桐生信用金庫	2,949億円
		高崎信用金庫	2,183億円
		アイオー信用金庫	1,624億円
		利根郡信用金庫	843億円
		館林信用金庫	629億円
		北群馬信用金庫	541億円
	栃木	足利小山信用金庫	1,297億円
		栃木信用金庫	1,005億円
		鹿沼相互信用金庫	879億円
		烏山信用金庫	696億円
		大田原信用金庫	598億円
		佐野信用金庫	457億円
	茨城	水戸信用金庫	4,998億円
		結城信用金庫	1,482億円
	新潟	三条信用金庫	1,888億円

信用金庫	新潟	新潟信用金庫	1,369億円
		長岡信用金庫	897億円
		上越信用金庫	736億円
		柏崎信用金庫	405億円
		新井信用金庫	396億円
		村上信用金庫	393億円
		新発田信用金庫	354億円
		加茂信用金庫	319億円
	山梨	山梨信用金庫	1,910億円
		甲府信用金庫	1,785億円
	長野	長野信用金庫	3,241億円
		飯田信用金庫	2,334億円
		松本信用金庫	1,772億円
		諏訪信用金庫	1,495億円
		アルプス中央信用金庫	1,389億円
		上田信用金庫	1,042億円
	富山	富山信用金庫	1,612億円
		高岡信用金庫	1,380億円
		にいかわ信用金庫	699億円
		砺波信用金庫	456億円
		氷見伏木信用金庫	239億円
		新湊信用金庫	213億円
		石動信用金庫	181億円
	石川	金沢信用金庫	2,830億円
		のと共栄信用金庫	1,617億円
		興能信用金庫	1,014億円
		北陸信用金庫	963億円
		鶴来信用金庫	596億円
	福井	福井信用金庫	3,548億円
		武生信用金庫	535億円
		敦賀信用金庫	510億円
		越前信用金庫	422億円
		小浜信用金庫	393億円
	愛知	岡崎信用金庫	1兆4,638億円
		碧海信用金庫	8,916億円
		瀬戸信用金庫	7,390億円
		豊田信用金庫	5,104億円
		蒲郡信用金庫	4,823億円
		西尾信用金庫	4,352億円
		いちい信用金庫	3,840億円
		豊橋信用金庫	3,371億円
		豊川信用金庫	3,333億円
		知多信用金庫	3,226億円
		尾西信用金庫	1,557億円
		東春信用金庫	1,227億円

資料 2 主要金融機関別 貸出金残高一覧

信用金庫	愛知	半田信用金庫	1,153億円
		中日信用金庫	1,126億円
		愛知信用金庫	724億円
	三重	桑名信用金庫	2,168億円
		北伊勢上野信用金庫	1,940億円
		三重信用金庫	1,409億円
		津信用金庫	217億円
		紀北信用金庫	213億円
	岐阜	岐阜信用金庫	1兆2,896億円
		東濃信用金庫	4,852億円
		大垣信用金庫	2,557億円
		高山信用金庫	1,229億円
		関信用金庫	1,025億円
		西濃信用金庫	910億円
		八幡信用金庫	325億円
	静岡	浜松信用金庫	8,070億円
		三島信用金庫	4,053億円
		しずおか信用金庫	3,968億円
		静清信用金庫	3,446億円
		磐田信用金庫	3,312億円
		焼津信用金庫	2,691億円
		島田信用金庫	2,334億円
		遠州信用金庫	2,172億円
		沼津信用金庫	2,091億円
		富士信用金庫	1,549億円
		掛川信用金庫	1,519億円
		富士宮信用金庫	1,277億円
	大阪	大阪信用金庫	9,543億円
		大阪市信用金庫	7,026億円
		大阪東信用金庫	5,697億円
		摂津水都信用金庫	4,006億円
		十三信用金庫	2,636億円
		大阪厚生信用金庫	2,481億円
		永和信用金庫	2,406億円
		大阪商工信用金庫	2,338億円
		枚方信用金庫	1,536億円
		大福信用金庫	456億円
	京都	京都信用金庫	2兆1,408億円
		京都中央信用金庫	1兆5,141億円
		京都北都信用金庫	3,706億円
	滋賀	滋賀中央信用金庫	1,661億円
		長浜信用金庫	1,067億円
		湖東信用金庫	801億円
	兵庫	尼崎信用金庫	1兆2,215億円
		播州信用金庫	6,718億円

信用金庫	兵庫	姫路信用金庫	5,004億円
		兵庫信用金庫	3,145億円
		日新信用金庫	3,107億円
		但陽信用金庫	2,512億円
		神戸信用金庫	2,081億円
		西兵庫信用金庫	1,916億円
		淡路信用金庫	1,691億円
		但馬信用金庫	1,645億円
		中兵庫信用金庫	1,588億円
	和歌山	きのくに信用金庫	3,496億円
		新宮信用金庫	380億円
	奈良	大和信用金庫	1,920億円
		奈良中央信用金庫	1,429億円
		奈良信用金庫	1,124億円
	鳥取	米子信用金庫	1,078億円
		鳥取信用金庫	984億円
		倉吉信用金庫	404億円
	島根	島根中央金庫	1,094億円
		日本海信用金庫	493億円
		しまね信用金庫	487億円
	岡山	おかやま信用金庫	2,255億円
		玉島信用金庫	1,663億円
		水島信用金庫	837億円
		吉備信用金庫	567億円
		日生信用金庫	548億円
		津山信用金庫	540億円
		備前信用金庫	513億円
		備北信用金庫	428億円
	広島	広島信用金庫	7,907億円
		呉信用金庫	3,521億円
		しまなみ信用金庫	1,845億円
		広島みどり信用金庫	325億円
	山口	西中国信用金庫	2,469億円
		萩山口信用金庫	897億円
		東山口信用金庫	621億円
		防府信用金庫	309億円
	徳島	徳島信用金庫	1,003億円
		阿南信用金庫	480億円
	香川	高松信用金庫	2,045億円
		観音寺信用金庫	1,005億円
	愛媛	愛媛信用金庫	2,872億円
		宇和島信用金庫	602億円
		東予信用金庫	443億円
		川之江信用金庫	289億円
	高知	幡田信用金庫	837億円

信用金庫	高知	高知信用金庫	702億円	
	福岡	福岡ひびき信用金庫	3,327億円	
		飯塚信用金庫	1,256億円	
		遠賀信用金庫	1,101億円	
		筑後信用金庫	903億円	
		大牟田柳川信用金庫	887億円	
		福岡信用金庫	623億円	
		大川信用金庫	595億円	
		田川信用金庫	281億円	
	佐賀	九州びぜん信用金庫	756億円	
		佐賀信用金庫	578億円	
		伊万里信用金庫	435億円	
		唐津信用金庫	397億円	
	長崎	たちばな信用金庫	730億円	
	熊本	熊本第一信用金庫	1,521億円	
		熊本中央信用金庫	859億円	
		熊本信用金庫	721億円	
		天草信用金庫	618億円	
	大分	大分みらい信用金庫	1,734億円	
		大分信用金庫	849億円	
		日田信用金庫	188億円	
	宮崎	高鍋信用金庫	948億円	
		宮崎信用金庫	406億円	
		南郷信用金庫	328億円	
		延岡信用金庫	245億円	
		都城信用金庫	224億円	
	鹿児島	鹿児島相互信用金庫	3,292億円	
		鹿児島信用金庫	1,920億円	
		奄美大島信用金庫	451億円	
	沖縄	コザ信用金庫	1,055億円	

《著者略歴》

長　英一郎（おさ・えいいちろう）

東日本税理士法人副所長、公認会計士、税理士
医療経営士2級（認定番号：21310012010021）

1974（昭和49）年、埼玉県生まれ。中央大学商学部卒業後、公認会計士の資格を取得し、現法人入職。医療制度、診療報酬に基づく医療経営コンサルティングのほか、社会医療法人の認定業務、医療法人の監事監査業務などを行う。講演、書籍の執筆など幅広く活躍中。診療報酬請求事務能力認定試験有資格者。日本看護協会認定看護管理者サードレベル「財務管理」講師。

医療経営最新情報を提供するメールマガジンを週1回発行しており、病院関係者から好評を得ている。Facebook、Twitterも随時更新している。

主な著書に『なるほど、なっとく医療経営Q&A50』、『2012年度診療報酬・介護報酬W改定政策シナリオの全貌』（いずれも日本医療企画）など。

医療経営士実践テキストシリーズ3
なるほど、なっとく医療経営　実践ポイント37
経営データの活用と金融機関との上手なつきあい方

2013年5月15日　第1版第1刷発行

著　者　長　英一郎
発行者　林　諄
発行所　株式会社 日本医療企画
　　　　〒101-0033　東京都千代田区神田岩本町4-14
　　　　　　　　　　神田平成ビル
　　　　　　　　　　TEL 03-3256-2861（代）
　　　　　　　　　　FAX 03-3256-2865
　　　　　　　　　　http://www.jmp.co.jp/
印刷所　図書印刷株式会社

ISBN978-4-86439-165-8 C3034　© Eiichiro Osa 2013, Printed in Japan
（定価は表紙に表示しています）

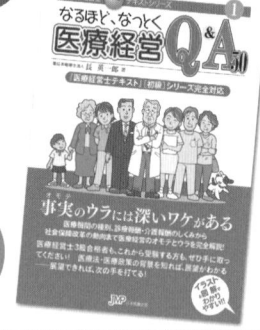

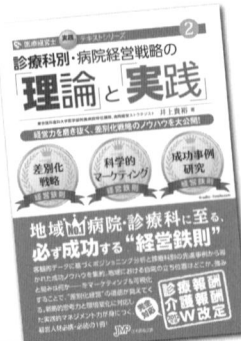

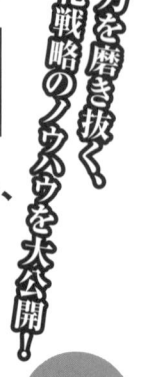